养肝护肝
全攻略

李兴广 》 主编

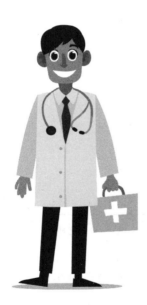

化学工业出版社
·北京·

图书在版编目（CIP）数据

养肝护肝全攻略 / 李兴广主编. —北京：化学工业
出版社，2019.3（2024.11重印）
ISBN 978-7-122-33928-7

Ⅰ.①养… Ⅱ.①李… Ⅲ.①肝疾病-防治
Ⅳ.①R575

中国版本图书馆CIP数据核字（2019）第029756号

责任编辑：傅四周　　　　　　　　　　　　装帧设计：史利平
责任校对：王　静

出版发行：化学工业出版社（北京市东城区青年湖南街13号　邮政编码100011）
印　　刷：北京云浩印刷有限责任公司
装　　订：三河市振勇印装有限公司
710mm×1000mm　1/16　印张12　字数181千字　2024年11月北京第1版第9次印刷

购书咨询：010-64518888　　售后服务：010-64518899
网　　址：http://www.cip.com.cn
凡购买本书，如有缺损质量问题，本社销售中心负责调换。

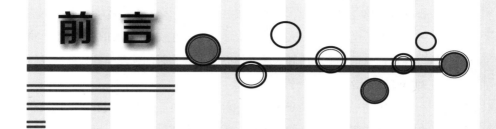

前言

　　肝脏是人体的第一大消化腺，在人的生命活动中起着重要作用，它在人体这座工厂里运筹帷幄，"从事着"生物合成、生物转化、解毒等工作，不仅参与蛋白质、脂类及糖类（碳水化合物）等物质的代谢，也参与药物、酒精及毒物的体内代谢过程。同时，肝脏也是各种致病因子或疾病常侵袭的器官，如异常代谢物、药物、微生物等均可造成肝脏损伤。

　　"心肝宝贝"是人们用来形容自己心爱之物的一个词，这也间接反映了肝脏对人体的重要性，是它点燃了人类的生命之火，因为人类是不能在无肝状态下生存的。

　　我国最早的医学典籍《黄帝内经·素问·灵兰秘典论》中有"肝者，将军之官，谋虑出焉"的论述，将肝比作一个胆识超群的将军，是身体的统帅，负责谋划、思虑，管理和指挥身体各器官的运作。因此，牵一发而动全身，肝气舒则目清神明，肝气郁则心浮气躁。

　　肝脏健康的女性皮肤细腻气色好，肝脏健康的男性精力充沛点子多，肝脏健康的老人腿脚灵活疾病少……相反，如果肝脏受损，还会累及其他器官，各种疾病就会慢慢找上你，让人生平添许多烦恼，令生活质量严重下降。

　　2010年世界卫生组织将每年的7月28日定为"世界肝炎日"，目的是为了引起全世界人民对肝脏的保护意识。不过，肝脏自身却是个任劳任怨的沉默器官。它不像肠道那么"张扬"，只要出问题就会上吐下泻；

也不像胃那般"娇气"，稍不舒服就会出现"烧心"、疼痛、食欲不振等症状。这也导致很多人即使患上了肝病，在疾病初期却毫无症状，难以察觉，一旦感觉不适到医院就诊时，常因为时间延误而导致病情发展到中晚期，错过最佳治疗时机。

肝脏易患的疾病有各种病毒性肝炎（甲肝、乙肝、丙肝等）以及脂肪肝，这些疾病如果不及时治疗，就会发展成肝纤维化、肝硬化以及被称为"癌中之王"的肝癌等更严重的疾病，最终危及生命。此外，肝脏的很多疾病属于传染性的，如甲肝、乙肝等，如果不注意预防，一个人得病可能会传染给全家。

生活小细节关系人生大健康。引起肝脏疾病的危险因素很多，其中最主要的是生活方式，如高脂饮食、酗酒抽烟、熬夜、缺乏锻炼、不注意卫生等。所以，要想肝脏好，生活规律不可少。

人的肝很珍贵，千万不要让你的肝脏在日常生活中默默受损。

本书从肝脏的基本常识入手，详尽介绍了肝脏易发的各种疾病及预防和治疗措施，从饮食、运动、用药安全等方面入手，特别着重于日常的养护和预防，是一本看得懂、用得上的养肝护肝攻略，是一本肝脏的自我修养指南，让你在日常工作和生活中编织出一张保护肝脏的大网，在人生的健康大道上越走越宽广。

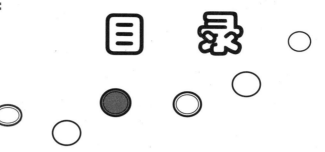

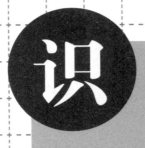

第 一 章

读懂肝脏保健康

　　肝脏是人体内部最大的内脏器官，也是最大的消化腺体，人失去了肝脏不能存活。它具有分泌胆汁、参与物质代谢、合成凝血物质、调节血容量、解毒及免疫防御等功能，在胚胎时期还有造血功能，因此对人体健康起着重要作用。

　　肝脏患病早期大多没有明显症状，发展到中晚期就会表现出多种多样的并发症，如身体的凝血功能变弱、长时间感觉身体疲劳乏力、全身出现水肿等。

肝脏：身体里的"将军之官"

◇ 人体最大的内脏器官

中医典籍《黄帝内经》按照当时朝廷的职务划分将人体的内脏器官进行了"人文化"的职务排名："心者，君主之官也，神明出焉。肺者，相傅之官，治节出焉。肝者，将军之官，谋虑出焉。胆者，中正之官，决断出焉。膻中者，臣使之官，喜乐出焉。脾胃者，食廪之官，五味出焉。大肠者，传道之官，变化出焉。小肠者，受盛之官，化物出焉。肾者，作强之官，伎巧出焉。三焦者，决渎之官，水道出焉。膀胱者，州都之官，津液藏焉，气化则能出矣。凡此十二官者，不得相失也……"按照这一形象的排名，肝脏在十二大脏器中的地位仅次于君主和相傅，是身体的统帅，负责谋划、思虑，管理和指挥身体各器官的运作。

《黄帝内经》中对肝脏在身体里的地位排名相当精准，现代医学也证实，肝脏是人体内部最大的内脏器官，也是最大的消化腺体，人失去了肝脏不能存活。它具有分泌胆汁、参与物质代谢、合成凝血物质、调节血容量、解毒及免疫防御等功能，在胚胎时期还有造血功能，因此对人体健康起着重要作用。

◇ 具有强大的再生能力

在古希腊神话中，普罗米修斯为了解除人类没有火种的困苦，不惜触犯天规，勇敢地盗取天火，从而给人类带来光明和智慧。结果惹恼了天神宙斯，宙斯派人将他用粗大沉重的铁链锁在高加索山的峭壁上，并派出一只凶狠的鹫鹰每天用尖利的嘴巴啄食他的肝脏。奇怪的是，普罗米修斯的肝脏被鹫鹰吃去多少，不久就又重新长出多少。这个肝脏可以再生的事例，并不是"神话"里独有的，我们普通人身上也有。

与身体其他器官相比，肝脏有一个比较特殊的生长机制：它是一种具有很强再生能力的器官。当肝脏受损后，肝细胞就会不断地尝试修复受损的部位，这就是为什么肝移植可以只用捐献者一部分肝脏就可成功的原因。实验证明，把老鼠的肝切掉一半后，老鼠仍能照常进食且健康地活着，检查其肝功能指标往往正常。经手术切除75%肝脏的老鼠于3周后便能恢复原状。

肝脏的再生功能还表现为：受损的肝组织剩余细胞表现为增生，而不是代偿性肥大。肝脏再生过程受到精确的调控，一旦达到与自身相适应的理想体积，肝细胞的复制就会受到抑制。因此，一些肝病发展到晚期的患者，通过健康的活体肝脏移植手术可以重获生机。在手术完成后，经过一段时间的休养，肝脏的体积有机会恢复到原先的90%以上。而对于肝脏捐献者也是这样，一般经过3～6个月后，原先捐出去的那部分肝脏就会长出来。如果捐赠人不饮酒、不吸毒，或者没有患过严重的传染病，即使一个60岁人的肝脏也可以移植给一个18岁的年轻人。

不过，肝脏的修复功能并不是可以无限制地使用下去，如果肝脏长期反复出现损伤（比如酗酒或长时间服用伤肝药物等），最终会导致肝脏的"动能"消耗殆尽，一次轻微的损伤可能成为"压垮骆驼的最后一根稻草"，导致肝脏疾病爆发出来。

◇ 患病早期无明显症状

肝脏患病早期大多没有明显症状，发展到中晚期就会表现出多种多样的并发症，如身体的凝血功能变弱、长时间感觉身体疲劳乏力、全身出现水肿等。

引起肝脏损害的因素很多，但肝脏对这些因素不具有相应的反应性，因为肝脏有再生功能，所以很多肝脏疾病在早期没有明显的临床症状，且很容易被大多数人忽视，只有到医院检查时才会发现。比如，原发性胆汁性胆管炎的一些最常见症状（眼睛发痒、疲劳和眼干），就很容易被忽视。只有到了肝病的晚期阶段，患者才会注意到与肝硬化相关的特定症

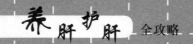

状，包括恶心、体重减轻、肿胀、意识混乱、皮肤和眼睛变黄等表现。

肝脏虽然有再生功能，但也不会"永葆年轻"。即使排除了各种损害因素，肝脏的功能在老年阶段也会开始下降。

人体各器官正常情况下衰老退化时间表

器官	开始退化年龄	器官	开始退化年龄
大脑	20岁	乳房	35岁
肺	20岁	骨骼	35岁
肝脏	70岁	肌肉	30岁
心脏	40岁	味觉器官	60岁
肾	50岁	皮肤	25岁
牙齿	40岁	前列腺	50岁

肝脏的组织结构
——由大量肝小叶组成

◇ 肝脏位于人体的右上腹

正常的肝脏因为有丰富的血液供应，颜色为红褐色，质脆而软，受到暴力打击时容易造成破裂，引起大出血。

肝脏的大部分位于右季肋区和腹上区，小部分位于左季肋区。大部分被肋弓所覆盖，仅在腹上区左、右肋弓间部分与腹前壁接触。成人在右肋弓下缘不能触及肝，但在剑突下2～4cm可触及。小儿的肝脏相对较大，常可在右肋弓下1.5～2.0cm内触及，等长大到7岁以后，在右肋弓下也难以触及。

一般情况下，如果在肋缘下1cm处能摸到肝脏，即表示肝大。引起肝大的原因很多，主要有肝脏本身的疾病，如脂肪肝、肝炎、早期肝硬化、肝癌等，一些全身性疾病也伴有肝大，如败血症、伤寒、全身性红斑狼疮等。

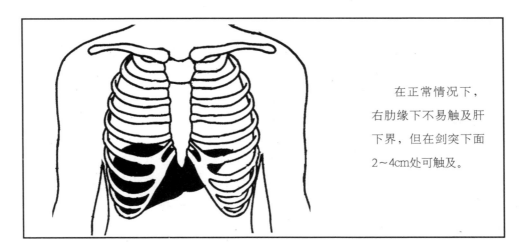

在正常情况下，右肋缘下不易触及肝下界，但在剑突下面2～4cm处可触及。

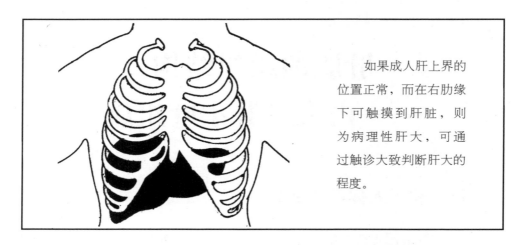

如果成人肝上界的位置正常，而在右肋缘下可触摸到肝脏，则为病理性肝大，可通过触诊大致判断肝大的程度。

按照肝脏与体重的比例，新生儿时期约占体重的1/18，成年时期约占体重的1/50。我国成年人的肝脏质量男性为1.4～1.8kg，女性为1.1～1.3kg。

◇ 肝脏的形状很特殊

肝呈不规则的楔形，右端圆钝厚重，左端窄薄呈楔形，有上、下两面，前、后、左、右四缘。肝的下面凹凸不平，与腹腔脏器相邻，故称为脏面。脏面上有一"H"形的沟，即两条呈矢状位的纵沟和一条冠状位的横沟。横沟称为肝门，长约5cm。左纵沟的前部有肝圆韧带，为胎儿时期脐静脉闭锁后的遗迹；左纵沟的后部有静脉韧带，是胎儿时期静脉导管的遗留产物。右纵沟的前部为胆囊窝，里面容纳胆囊；右纵沟的后部为腔静脉沟，有下腔静脉经过。

肝的脏面借"H"形沟可分为四叶，左纵沟右侧为右叶，左纵沟左侧为左叶，左右纵沟之间在横沟前方的称为方叶，横沟后方的为尾状叶。

◇ 有丰富的血液供应系统

肝脏在组织结构方面的显著特点是其血液供应非常丰富，具有肝动脉和门静脉的双重血液供应。肝脏可以从肝动脉的体循环中接受由肺及其他组织运来的氧及代谢产物；又可以从门静脉的血液获取大量由消化道吸收的营养物质。也就是说，门静脉主要供给肝脏营养物质，肝动脉提供氧以满足肝脏对氧的需要。

肝脏也有两条输出的通路，除了经由肝静脉与体循环相联系之外，还可以通过胆道系统与肠道相连，使得一些肝内代谢产物和有助消化作用的物质及有毒物质或解毒产物可以随胆汁的分泌而排入肠道，并可随粪便排出体外。

肝表面覆盖着致密的结缔组织被膜，并富有弹性纤维，被膜表面大部分有浆膜覆盖。肝脏由大量的肝小叶组成，肝小叶是肝的基本结构和功能组成单位。肝小叶呈多棱柱体，长约2mm，宽约1mm，成人肝脏约有50万～100万个肝小叶。

◇ 肝脏的左邻右舍多

肝脏周围有很多"邻居"，这些"邻居"也都大有来头，在人体内充当着重要的角色。肝左叶上面是心包和心脏，右叶上面是右胸膜腔和右肺。右叶后缘内侧接近食管，右叶下面接触胃前壁。方叶下面又与幽门接触。中部近肝门处邻接十二指肠，后边接触肾和肾上腺。肝脏与周围这些邻居可谓是"一损俱损"，肝脏出问题时就会影响这些相邻的器官，同样，当周围的器官生病时，肝脏也难以独善其身。

不过，邻居再多，关系也有亲疏远近。在诸多的邻居中，肝脏与位于其下端的胆囊关系最为密切，用成语"肝胆相照"来形容其关系再贴切不过。肝细胞在一天内能不间断地分泌胆汁，并将其储存在胆囊中。人体进食后，胆囊中储存的胆汁从胆囊中分泌出来，再经过胆总管流入十二指肠，促进小肠对脂肪性食物的消化和吸收。人体如果没有了胆汁，摄入体内的脂肪会有大约40%从粪便中白白流失，还会引起脂溶性维生素的吸收不良。胆汁为黄色，主要是因为其含有胆红素的缘故。衰老红细胞中的血红蛋白被破坏后，会生成一种黄色的色素，这就是胆红素。进入肠道中的胆红素，一部分被再吸收，作为生成红细胞的原料而被再利用，同时将肝脏解毒后的代谢废物经肠道排泄至体外。当进入肠道内的胆管被结石或肿瘤阻塞时，胆汁就不能顺利流入肠道，于是胆汁中的胆红素返流入血，皮肤和巩膜就会出现黄染，这就是医学上所说的"黄疸"。

强大的代谢和解毒功能，
肝好人不老

人的生命活动是依靠机体内不断地进行新陈代谢而维持的，作为人体最大的消化腺，肝脏是人体内物质代谢最为活跃的器官。

维持人体的能量主要来源于三大物质：蛋白质、脂肪和糖类（碳水化合物），而肝脏是这三大类物质的主要代谢场所。肝脏能够巧妙地将它们进行加工处理，进行各种复杂的分解和重新合成，以此来满足人体的各种需求。

◇ 蛋白质代谢

蛋白质不但是组成人体最重要的成分，也是构成肝脏各种组织细胞的基本物质。肝脏含有大量催化各类代谢反应的特殊蛋白质——酶类，这种特殊的蛋白质是肝脏发挥它的各种重要功能的物质基础。由消化道吸收的氨基酸在肝脏内进行蛋白质合成、脱氨、转氨等作用，合成的蛋白质进入血液循环供全身组织需要。

肝脏合成蛋白质的能力很强，每天可合成蛋白质约50g，其中80%以上进入血液循环。肝脏除了合成蛋白质外，还可合成与分泌90%以上的血浆蛋白。几乎所有的球蛋白（γ-球蛋白除外）、血浆白蛋白均由肝脏合成。同时肝脏也参与某些蛋白质的分解代谢，蛋白质代谢的最终产物也由肝脏进行处理。肝脏将氨基酸代谢产生的氨合成尿素，经肾脏排出体外。

◇ 糖类的代谢

糖类是机体的能源和储存物质，肝脏对糖类的代谢主要通过肝糖原的合成与分解以及糖异生作用来进行。

当人们吃完米饭、馒头、包子等食物后，这些食物经过消化道后被分解为葡萄糖，大部分葡萄糖由门静脉吸收后到达肝脏。进入肝脏的葡萄糖，一部分通过肝静脉进入体循环，使得血糖升高，一部分会转变为肝糖原储存。肝糖原在调节血糖浓度维持其稳定中有重要作用。当人进食时，血糖浓度升高，肝脏会摄取葡萄糖将其转化为肝糖原储存起来。在两餐之间，当人快要感觉饥饿的时候，血糖浓度降低，肝脏就会将储存的糖原释放到血液中，以补充血液中糖的不足，起到了调节人体血糖的作用。这样，就能让人保持全天精力旺盛，而不必每次需要能量时都要进食。

肝脏在糖代谢方面还有一个作用是糖异生作用。乳酸、甘油、生糖氨基酸等非糖物质转化为葡萄糖或糖原的过程被称为糖异生作用，能进行糖异生的组织主要是肝脏。糖异生的生理意义主要是维持空腹时血糖浓度的相对恒定，即调节血糖。体内糖原储存量有限，空腹10多个小时后即可耗尽，禁食24小时血糖仍可维持正常范围，这是因为空腹或饥饿使糖异生明显加强，同时也消耗了储存的脂肪和蛋白质。

◇ 脂肪的代谢

脂肪是含热量最多的物质，它所含的热量是等量蛋白质和糖的2倍多。食物中的脂肪在肠道被肝脏分泌的胆汁消化分解成为脂肪酸、甘油，经血液运往肝脏，在肝内可合成人体所需的体脂。这些新合成的体脂的一部分很快就被运往储存部位，可作为脂肪垫保护组织器官，或作为能量的储备。当饥饿时，储存的体脂可先被运送到肝脏，然后进行分解。

肝脏还是体内脂肪酸、胆固醇、磷脂合成的主要器官之一。当脂肪代谢紊乱时，可使脂肪堆积于肝脏内形成脂肪肝。正常的肝脏含脂类4%～7%，脂肪肝往往可超过10%。

肝脏的其他代谢功能还包括酶类代谢、激素代谢、维生素代谢、电解质代谢、胆汁代谢等。

肝脏在进行各种物质代谢的同时，能够释放出大量的能量。人在安静状态下所需的热量，有1/3左右就是源自肝脏。在运动或者从事重体力劳动时，产生热量的主要器官是肌肉。

◇ 解毒功能

肝脏不但像个"化工厂"，而且还是一个现代化的"废物处理站"。它可以通过一系列氧化、还原、分解以及结合作用，把体内某些有毒物质干净利索地处理掉，以保持人体内环境的稳定。例如，蛋白质的分解产物——氨，肝脏就能将它合成为尿素。

肝脏还能把某些对人体有害的重金属分泌到胆汁中去，然后随胆汁排泄到体外。像汞这种剧毒物质，肝脏就是这样把它清理到体外的。像吗啡和其他一些对身体有害的药物进入人体以后，肝脏就能将它们兼收并蓄，储存起来，然后再慢慢排泄到体外。

通常情况下，肝脏具有一定的解毒功能，但肝脏解毒作用有一定限度，如毒物过多或肝脏解毒功能发生障碍时，仍会出现中毒现象。

◇ 胚胎时期的造血功能

肝脏在人体处于胚胎期的时候还担负着造血的功能。胚胎发育到第6周时，肝脏开始造血，9～24周的胎儿，肝脏是主要的造血场所。肝脏造血以红细胞为主，同时也生成少量粒细胞和巨核细胞，但不生成淋巴细胞。在这期间，脾、肾、胸腺和淋巴结等处也参与造血。脾脏产生于胚胎第3个月，开始以生成红细胞为主，以后也生成一定数量的粒细胞、淋巴细胞和单核细胞。胸腺为人体周围淋巴组织提供前T细胞，这就是身体生成具有免疫功能的T淋巴细胞的来源。淋巴结参与早期生成红细胞，但到胚胎发育进入第4个月后，就成为终身制造淋巴细胞和浆细胞的器官。当胚胎发育进入第4个月以后，骨髓开始造血，到第5个月以后，肝、脾造血功能逐步减退，骨髓造血功能迅速增加，成为红细胞、粒细胞和巨核细胞的主要生成器官，同时也产生淋巴细胞和单核细胞。

胎儿出生以后，肝脏造血功能已停止，但脾脏仍是终身产生淋巴细胞的器官，而骨髓则是人体最重要的造血器官。

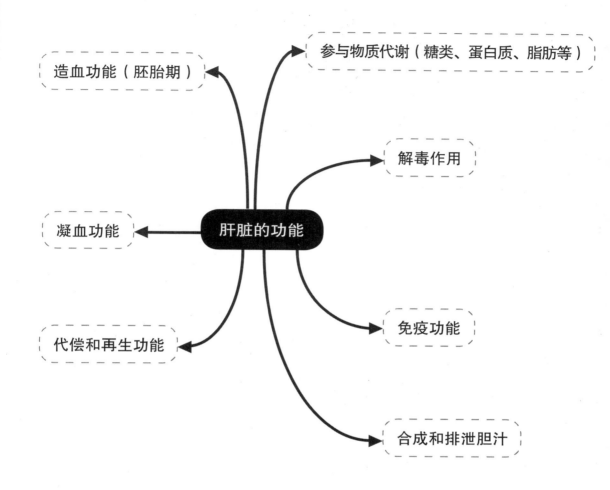

慧眼识病
——肝脏容易患的疾病

肝脏是人体内的一个大器官，组织结构虽然比较简单，但是可引起肝脏损害的因素多种多样，包括感染、药物、有毒物质、酒精、营养不良、代谢异常等，不同致病因素引发的疾病各异。

肝炎是肝脏最常出现的疾病，是肝脏炎性疾病的总称。广义的肝脏炎症实际上包括所有肝脏疾病。各种肝炎的病变主体都是肝，尽管它们都有一些类似的临床表现，但在病原学、血清学、损伤机制、临床经过及预后、肝外损害等方面往往有明显的区别。

引起肝炎的致病因素很多，如病毒、细菌、寄生虫、化学毒物、药物、酒精等，这些因素侵害肝脏，导致肝细胞受到破坏，肝脏的功能受损，进而会引起身体出现一系列不适症状，以及肝功能指标的异常。

肝炎通常可以分为多种不同的类型：根据病因，可分为病毒性肝炎、药物性肝炎、酒精性肝炎、中毒性肝炎、自身免疫性肝炎、缺血性肝炎以及遗传代谢性肝炎等；根据病程长短，可分为急性肝炎、慢性肝炎等；根据病情的轻重程度，慢性肝炎又可分为轻度、中度、重度等。临床上对肝炎的诊断，通常是结合了上述多种分类方法进行分类的。

除了肝炎外，肝脏易患的疾病还有酒精性脂肪肝和非酒精性脂肪肝。如果肝炎和脂肪肝得不到及时的治疗控制，就会发展为肝纤维化、肝硬化、肝性脑病、肝癌等重症。

知己知彼方能百战不殆，要想保护好肝脏，就应该对一些常见的肝病有所了解，并掌握一些基础知识，做到早发现、早治疗，将疾病消灭在萌芽状态。

病毒性肝炎——传染性较强

病毒性肝炎是由多种肝炎病毒引起的常见传染病，具有传染性较强、传播途径复杂、流行面广泛、发病率高等特点。

临床上主要表现为无缘无故的疲劳乏力、食欲减退、消化功能差、厌吃油腻食物、无饥饿感、恶心、呕吐、肝区疼痛、肝大及肝细胞损害，部分患者可有黄疸（眼睛和皮肤发黄）、尿黄、发热、腹痛、荨麻疹、关节痛或上呼吸道感染等症状。慢性感染者有时候仅有轻微症状甚至无任何临床症状。

这些症状容易被患者忽视或者与其他疾病混淆，确认肝脏疾病最好及早去医院接受正规的检查。从近年来的实际情况看，我国肝炎病毒主动检查率很低，大多数患者都是在其他医疗活动中被查出患有肝炎。

病毒性肝炎如果不及时治疗，其对健康的损害不容小视。据估计，全球半数以上的肝硬化和肝癌是由病毒性肝炎引起的。

◇ 病毒性肝炎主要有5种，乙肝、丙肝、丁肝最凶险

根据致病病毒的不同，病毒性肝炎可分为多种类型，目前国际上公认的病毒性肝炎主要有甲型（HAV）、乙型（HBV）、丙型（HCV）、丁型（HDV）、戊型（HEV）肝炎5种。

甲型肝炎是由甲型肝炎病毒感染引起的一种以肝损害为主的传染性疾病，潜伏期15～45天，主要通过粪便污染经口传播。

乙型肝炎是由乙肝病毒感染引起的，主要通过血液及其他体液如精液、阴道分泌物、唾液等途径传染，潜伏期4～24周。

丙型肝炎是由丙肝病毒经过血液传播引起的，其临床症状一般较轻，

但极易慢性化。

丁型肝炎是由丁肝病毒引起的，急慢性丁型肝炎患者或丁肝病毒携带者为其传染源，潜伏期4～20周。传播途径和乙型肝炎类似，主要通过血液及其他体液如精液、阴道分泌物、唾液等途径传播。

戊型肝炎是由戊肝病毒感染引起的，潜伏期15～75天，平均36天。

其中，甲型、戊型肝炎临床上多为急性发病，属于自限性疾病，经过治疗多数患者在3～6个月恢复，一般预后良好，较少转为慢性肝炎。乙型、丙型和丁型肝炎病程复杂，容易发展为慢性肝炎，如果不及时治疗，拖延下去会发展为肝硬化或肝癌，其病程呈现典型的"三步化"，即"活动性肝炎—肝硬化—肝癌"的变化过程。

研究发现，慢性乙型、丙型肝炎与原发性肝癌的发生有密切关系。

◇ 病毒性肝炎的传播特点

各类病毒性肝炎的传播途径参阅后文表格。

相关统计数据显示，全球约有4亿病毒性肝炎患者，每年夺取145万患者的生命，使之成为世界死亡率最高的疾病之一。乙肝和丙肝引起的肝癌死亡约占80%。病毒性肝炎也位居我国各类传染病的发病之首，其中乙肝占所有肝炎病例的80%。

乙型肝炎病毒可干扰肝功能并造成病理损害，一小部分受感染者无法消灭该病毒而成为慢性感染，进而面临死于肝硬化和肝癌的危险。

乙型肝炎病毒通过与受感染者的血液或体液接触传播，这与人类免疫缺陷病毒（艾滋病病毒）的方式相同。但是，乙型肝炎病毒的感染性比艾滋病毒高50～100倍。

乙肝、丙肝病毒的主要传播途径在日常生活中有许多表现形式，如血液传播途径并不单单只有输血，像文身、抽脂、割双眼皮、穿耳洞、修脚等一些创伤性或皮肤黏膜损伤性美容项目，在操作中都会或多或少接触到血液，一旦这些项目中使用的器具没有经过完全的消毒或消毒不彻底，被传染的风险就会成倍放大。另外，共用刮胡刀、牙刷等也会增加被传染的概率。

当听说周围有人罹患乙肝或丙肝时，有些人害怕自己被传染，所以就对他们采取避之唯恐不及的态度。实际上，乙肝和丙肝病毒不会通过呼吸道和消化道传播。因此，在日常的工作或学习时接触，如握手、拥抱、在同一办公室工作、共用办公用品、住同一宿舍、在同一餐厅用餐和共用厕所等无血液暴露的接触不会感染乙肝或丙肝病毒。研究也未发现乙肝和丙肝病毒经吸血昆虫（蚊和臭虫等）传播。

◇ 病毒性肝炎的治疗原则

病毒性肝炎患者应遵从医嘱，进行规范化治疗，切忌自行停药或轻信虚假广告。

甲肝和戊肝绝大多数是急性病毒性肝炎，经及时规范治疗，多数患者半年内可完全康复。少数重症患者有肝衰竭危险，应予以重视。

乙肝容易转为慢性，目前尚无有效药物可完全清除乙肝病毒，但经规范的抗病毒治疗，可最大限度抑制病毒复制，延缓和减轻肝脏损害，阻止肝硬化、肝癌及其并发症的发生，改善生活质量和延长生命。

乙肝病毒治疗的过程至少要两年以上时间，在开始治疗时，最好选用抗病毒能力强和耐药发生率低的药物。

在服药的过程中，耐药是不少患者最担心的问题。耐药会导致抗病毒药物失效，病毒反弹，患者因此不得不加用药物或者更换药物，这不仅会增加额外的治疗成本，而且还会大大增加后续治疗方案发生耐药的可能性。

世界卫生组织和我国最新指南推荐的一线治疗慢性乙肝的口服药物是替诺福韦酯和恩替卡韦。但是，为了减少耐药性的发生，患者在进行初次治疗时不要自己盲目服用药物，一定要寻找正规医疗机构，在医生的指导下，结合自己的实际状况，选择适合自身的药物，从而免受耐药困扰，持久稳定地控制病情。

在治疗的过程中，患者要树立信心、保持耐心，遵从医嘱、积极配合治疗，并坚持定期检查，以确保治疗效果。相反，任意选药、随意换药、自行停药，以及不按时复诊检查，均可能会引起病毒耐药、病情反弹或复发。在诊断和治疗过程中切勿轻信过度宣传和虚假广告，以免造成病情延误和经济损失。

丙肝也容易转为慢性，经过规范全疗程的抗病毒治疗，绝大多数患者可治愈。

所有病毒性肝炎患者应避免酗酒、吸烟、不合理用药等加重肝脏损害的行为。

各型肝炎的特点

种类	传播途径	临床症状	防治原则
甲型肝炎	由甲肝病毒引起，主要存在于感染者的粪便中，通过使用受污染的水或者食物传播，某些性行为也能够传播。流行病学调查显示，甲型肝炎的感染常因年龄与地区不同而有所差异，年龄越大，感染率越高，且农村高于城市	典型病例发病初期常有乏力、厌食、恶心、呕吐等症状，随后出现黄疸，小便深黄，大便灰白，皮肤巩膜黄染，肝脾大，体温升高，甲肝患者还可出现腹泻、肌肉疼痛、咽炎等	接种甲肝疫苗。搞好环境卫生，加强水源和粪便管理，改善供水条件；养成良好的个人卫生习惯，饭前便后洗手，不吃生食，不饮生水，可有效预防甲肝和戊肝治疗原则是：1.休息。急性肝炎的早期应住院或就地隔离治疗休息。2.饮食。急性肝炎食欲不振者，应吃易消化的清淡食物，有明显食欲下降或呕吐者，可静脉滴注10%葡萄糖。3.药物治疗。目前治疗急性肝炎的中西药物疗效无明显差别，用药种类不宜太多，时间不宜太长，用药要简化，不主张常规使用肾上腺皮质激素治疗急性肝炎
乙型肝炎	乙肝病毒通过接触受感染的血液、精子及其他体液传播。在分娩时通过受感染母亲传播给婴儿，或通过家庭成员传染给婴儿。病毒也可以通过使用乙肝病毒污染过的血液和血液制品、在医疗操作中采用污染注射器械和注射毒品传播	大部分患者感染乙肝病毒之后，不会出现临床症状，以隐性感染为主。有一部分患者会出现临床症状，表现为全身乏力、食欲减退、恶心、呕吐、厌油、腹泻及腹胀，部分患者有发热（一般不超过38.5℃）、黄疸等症状，体检可发现肝脾大，肝脏触痛或叩痛。如果近期出现不明原因的明显乏力和消化道症状，持续一周以上，可以去医院进行检查	接种乙肝疫苗是最安全有效的预防措施。除新生儿外，成年高风险人群如医务人员、经常接触血液及血液制品人员、托幼机构工作人员、经常接受输血及血液制品者、免疫功能低下者、职业易发生外伤者、乙肝病毒表面抗原阳性者的家庭成员、男性同性性行为者、有多个性伴者或注射吸毒者等也应该接种乙肝疫苗乙肝容易转为慢性，目前尚无有效药物可完全清除乙肝病毒，但经规范的抗病毒治疗，可最大限度抑制病毒复制，延缓和减轻肝脏损害

续表

种类	传播途径	临床症状	防治原则
丙型肝炎	丙肝病毒多数是通过接触受感染血液传播。使用丙肝病毒污染过的血液和血液制品，在医疗操作中采用带有污染的注射器械以及注射毒品均可能造成病毒传播。它还有可能通过性途径传播，但较少见	丙肝病毒主要侵犯肝脏，可导致慢性肝炎，部分患者容易发展为肝硬化甚至肝癌。大部分患者无明显症状和体征，部分患者有乏力、食欲减退、恶心、腹胀和右季肋部不适或疼痛。部分急性丙型肝炎患者可有轻度肝脾肿大，少数可伴低热或出现黄疸，部分可有关节疼痛等肝外表现。部分慢性丙型肝炎患者有肝病面容、黄疸、肝掌、蜘蛛痣及轻度肝脾大。丙肝患者症状的有无或其严重程度与肝脏病变的发展不成正比	目前尚无丙肝疫苗，但采取有效措施切断传播途径，丙肝是可以预防的 预防措施是拒绝毒品，不共用针具注射毒品；杜绝非法采、供血；避免不必要的注射、输血和使用血液制品；到正规的医疗卫生机构进行注射、输血和使用血液制品，可大幅减少感染丙肝病毒的风险。正确使用安全套，避免不安全性行为。感染丙肝病毒的妇女如有生育意愿，最好在丙肝治愈后怀孕 丙肝治疗的目的是彻底清除或持续抑制患者体内的丙肝病毒，国内外通用的标准治疗方法是干扰素联合利巴韦林抗病毒治疗。
丁型肝炎	丁型肝炎病毒的传播途径与乙型肝炎病毒相似，主要通过血液传播，如针刺、破损的皮肤黏膜等，也可通过性传播和母婴垂直传播，并有家庭聚集现象	急性丁型肝炎有两种形式，一为与乙肝病毒联合感染，一为与乙肝病毒重叠感染 乙型肝炎病毒与丁型肝炎病毒联合感染的急性肝炎，大多数表现为急性自限性肝炎经过，症状与体征和急性乙肝相同，如果患者有血清转氨酶及胆红素呈双峰升高，更应怀疑为联合感染，少数患者表现为急性重症肝炎	丁型肝炎的治疗原则和乙肝一样。安全有效的乙肝疫苗能够为抵御丁肝病毒感染带来保护。在治疗的过程中，对住院患者中的丁型肝炎患者要进行隔离
戊型肝炎	戊肝是一种经饮食（水）传播的疾病，多数戊肝暴发都与受污染的水或食品供应有关。流行病学调查显示，戊肝炎患者大多在发病前15～75天内有不清洁的饮食（水）史，或有接触戊型病毒性肝炎患者史，或有到戊型病毒性肝炎高发区或流行区出差、旅游史	戊型肝炎患者感染初期主要表现为无其他原因可解释的食欲减退、持续乏力，发热黄疸。有时伴有呕吐腹泻，体征主要有肝脾大，肝区压痛，叩击痛，其表现与甲型肝炎相似，生化检验可见胆红素异常、转氨酶异常	预防戊肝，需要确保饮用水的安全，建立妥善的垃圾处理设施。个人要保持良好的卫生习惯，用洁净的水洗手，特别是在接触食物之前。不要饮用不干净的水 戊型肝炎的治疗原则是：1.急性戊型肝炎为自限性疾病，无需特殊治疗，一般不需要住院治疗，主要用支持疗法和对症治疗；2.重型戊型肝炎要加强对患者的监护，密切观察病情。预防各种并发症，如肝性脑病等

酒精性肝炎——酗酒的代价

"酒是粮食精，越喝越年轻！酒是长江水，越喝人越美！"对于好酒之人来说，这是酒桌上最常听到的劝酒词，不过词中所说的"年轻、美丽"无非是人的一种美好愿望罢了。真实的情况是，酒既不会让酗酒者变得年轻，更不会变美，而是对人体的危害相当大，特别是对肝脏的损伤尤盛。

◇ 酒精最易损肝脏

长期大量饮酒容易导致酒精性肝病，这也是酒精所导致的最常见的脏器损害。酒精性肝病在初期表现为酒精性脂肪肝，进而可发展成酒精性肝炎、肝纤维化和肝硬化。

酒精进入人体后只有大约10%从肠胃排出，其余的90%会在肝脏中代谢。酒精可引起肝脏损伤主要是因为酒精在进入体内后，身体在代谢过程中会产生大量的还原型辅酶Ⅰ，改变了肝细胞内的氧化还原状态，从而使肝细胞受损；另一方面，酒精在代谢过程中产生的中间产物乙醛，对肝细胞有明显的毒性作用，它可与多种蛋白质结合，影响肝细胞的功能，导致肝细胞脂肪变性及坏死，并发生纤维化，进而会有发展成肝癌的倾向。严重酗酒时可诱发广泛肝细胞坏死，甚至肝功能衰竭。

酒精性肝炎是短期内肝细胞大量坏死引起的临床病理改变，可发生于有或无肝硬化的基础上，主要表现为血清中丙氨酸氨基转移酶（ALT）与天冬氨酸氨基转移酶（AST）升高，血清总胆红素（TBIL）明显增高，可伴有发热、外周血中性粒细胞升高。

在临床上，酒精性肝炎可分为3个阶段，初期通常表现为酒精性脂肪肝，进而可发展为酒精性肝炎、肝纤维化和肝硬化，它们可单独存在或同时并存。严重酗酒时可诱发广泛肝细胞坏死，甚至肝功能衰竭。重症酒精性肝炎是指酒精性肝炎患者出现肝功能衰竭的表现，如凝血机制障碍、黄疸、肝性脑病、急性肾衰竭、上消化道出血等，常伴有内毒素血症。

◇ 酒精性肝炎的危险因素

影响酒精性肝炎的因素较多，主要危险因素包括饮酒量、饮酒年限、酒精度数、饮酒方式、性别、种族、肥胖、肝炎病毒感染情况、遗传因素、营养状况等。

目前，由酒精引起的肝损害在我国已经成为一个不可忽视的问题。根据流行病学调查资料，酒精所造成的肝损伤是有阈值效应的，即达到一定饮酒量或饮酒年限，就会大大增加肝损害风险。有长期饮酒史，一般超过5年，折合乙醇量男性≥40g/天，女性≥20g/天，或2周内有大量饮酒史，折合乙醇量＞80g/天，即容易罹患酒精性肝炎。

饮酒方式也是酒精性肝损伤的一个危险因素，空腹饮酒较伴有进餐的饮酒方式更易造成肝损伤。

女性对酒精引起的肝损伤更敏感，与男性相比，更小剂量或更短的饮酒年限就可能出现严重的酒精性肝病。饮用同等量的酒精饮料，男女血液中酒精水平明显有差异。另外，家族、遗传以及个体差异也是酒精性肝病的重要危险因素。

对于正在服药的患者来说，更忌讳在服药期间饮酒。因为酒的主要成分是乙醇，乙醇除了加速某些药物在体内的代谢转化、降低疗效外，还能诱发药品不良反应。长期饮酒可能引起肝功能损伤，影响肝脏对药物的代谢功能，使药品的不良反应增加。

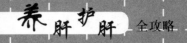

药物性肝损伤
——药物的不良反应

　　人们常说"是药三分毒"，这是有一定道理的。一些人在患病期间服用某类药物的时候，虽然对治疗自己的疾病有效，但同时也给身体内其他的器官带来了隐患，这也属于药物的副作用。

◇ 损害肝脏的药物有1100多种

　　不少药物都可以对肝脏造成损害，医学上称之为药物性肝损伤，它是最常见和最严重的药物不良反应之一，重者可致急性肝衰竭甚至死亡。药物性肝损伤又称药物性肝炎，是指由各类处方或非处方的化学药物、生物制剂、传统中药、天然药、保健品、膳食补充剂及其代谢产物乃至辅料等所诱发的肝损伤。

　　肝脏是药物浓集、转化、代谢的重要器官，大多数药物在肝内通过生物转化而清除，但临床上某些药物会损害肝细胞，导致肝细胞变性、坏死及肝脏生化检查异常，引起急性或慢性药物性肝炎。目前已知全球有1100多种上市药物具有潜在肝毒性，常见的包括非甾体类抗炎药、抗感染药物（含抗结核药物）、抗肿瘤药物、中枢神经系统用药、心血管系统用药、代谢性疾病用药、激素类药物、某些生物制剂以及传统中药等。不同药物可导致相同类型肝损伤，同一种药物也可导致不同类型的肝损伤。

　　药物导致的肝细胞损伤可分为两大类，一类是有些药物本身或其在体内的代谢物具有肝脏毒性，应用此类药物时，有些患者可出现肝损伤，而且用药剂量越大、时间越长，发生肝损伤的风险也增大。例如许多感冒药、退热药和止痛药中都含有乙酰氨基酚（扑热息痛），如果同时服用两种感冒药，或同时吃退热药和止痛药，容易造成乙酰氨基酚摄入过量，可能造成急性肝损伤，严重者还会引起肝衰竭甚至死亡。另外一类是，药物本身或其在体内的代谢产物对肝脏并没有直接毒性作用，造成肝损伤的原因可能与药物在体内代谢的遗传因素或对药物成分过敏相关，因为不同的人对同一种药物的代谢可能存在个体差异。有些药物单独服用，对肝脏的危害不大，但同时服用，可能会带来严重的后果，因为药物之间可能发生相互作用。比如藿香正气水和头孢类药物一起服用，就可引起乙醛中毒。藿香正气水中含有酒精，在体内转化产生乙醛，而头孢类药物会抑制乙醛在体内的代谢，造成乙醛积蓄，引起中毒，严重时可诱发急性肝损害、呼吸暂停甚至死亡。一般来说，通常名字中含有"酊"字的药物，都含有酒精，不可与头孢、甲硝唑等同时服用，即使停药后，一两周内也要远离酒精。

很多人只重视西药对肝脏的损害，却忽视了中药的损害。目前已经发现有100多种中药材对肝细胞有损害，如苍耳子、川楝子、黄药子、雷公藤、桑寄生、姜半夏、蒲黄等，其中以前3种药对肝脏的毒害最大，可引起肝大、疼痛、转氨酶升高，甚至出现黄疸。

◇ 有时候自身难觉察

对于药物引起的肝损害，有时患者自身的感受并不明确或严重，但临床上肝损伤已经存在或被发现时已经发展到非常严重的程度。急性药物性肝损害的临床表现通常无特异性。潜伏期差异很大，可短至1至数日、长达数月。多数患者可无明显症状，仅有血清谷丙转氨酶（丙氨酸氨基转移酶，ALT）、血清谷草转氨酶（天冬氨酸氨基转移酶，AST）等肝脏生化指标不同程度的升高。部分患者可有乏力、食欲减退、厌油、肝区胀痛及上腹不适等消化道症状。胆汁淤积明显者可有全身皮肤黄染、大便颜色变浅和瘙痒等。少数患者可有发热、皮疹、嗜酸性粒细胞增多甚至关节酸痛等过敏表现，还可能伴有其他肝外器官损伤的表现。病情严重者可出现急性肝衰竭或亚急性肝衰竭。

慢性药物性肝损伤在临床上可表现为慢性肝炎、肝纤维化、代偿性和失代偿性肝硬化、慢性肝内胆汁淤积和胆管消失综合征等。少数患者还可出现肝窦阻塞综合征/肝小静脉闭塞病及肝脏肿瘤等。肝窦阻塞综合征/肝小

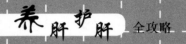

静脉闭塞病可呈急性，并有腹水、黄疸、肝大等表现。

◇ 老人和儿童更易发生药物性肝损害

与健康成人相比，儿童的肝脏尚未发育完善，老年人的肝脏代谢功能下降，因此这两类人群更易发生药物性肝损伤。一些慢性病患者，如糖尿病、慢性肝炎患者等因为疾病造成肝脏功能受损，或因为长期服用一种或多种药物，也更容易受到药物性肝损伤的影响。此外，流行病学调查还显示，肥胖者、过敏体质者、酗酒者、肾功能不全者也更容易发生药物性肝损伤。因此，这类人群在接受药物治疗时需要格外注意。

要减少药物对肝脏的损害，需要遵循临床指南合理用药，做到严格按病情需要合理选择药物种类、剂量和疗程，控制药物处方量，肝毒性大的药物尽量避免联合应用，避免滥用药物。患者用药前，要仔细阅读药物说明书，了解药物的治疗剂量、疗程、是否对肝脏有影响、与其他药物的相互作用、注意事项等。因患有其他疾病需要长期服药的患者，在用药期间要定期进行肝脏生化检测。

脂肪肝
——肝细胞脂肪蓄积过多

脂肪肝是以肝细胞脂肪变性和脂肪堆积为特征的临床病理改变，是肝纤维化和肝硬化等疾病的过渡阶段。

◇ 脂肪肝由多种原因引发

脂肪肝并不是一种独立的疾病，而是各种原因引起的肝脏脂肪蓄积过多的一种病理状态。长期研究发现，引起脂肪肝的因素较多，可以是肝脏直接受毒性物质损伤所致，如酒精、药物、营养不良（缺乏或过剩）；亦可以是肝脏间接受损失所致，例如感染、代谢及内分泌疾病（糖尿病、高脂血症等）、慢性贫血、循环衰竭、恶性肿瘤等。

根据有无过量饮酒史，一般将脂肪肝分为酒精性脂肪肝（ALD）和非酒精性脂肪肝（NALD），非酒精性脂肪肝包括肥胖性脂肪肝、营养失调性脂肪肝、药物性脂肪肝、妊娠急性脂肪肝、糖尿病性脂肪肝、高脂血症脂肪肝

脂肪肝分类表

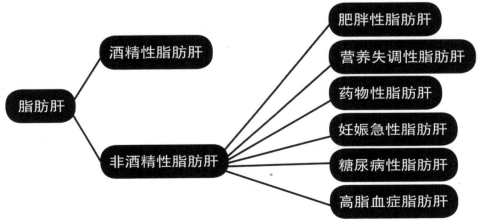

脂肪肝

酒精性脂肪肝

非酒精性脂肪肝

肥胖性脂肪肝

营养失调性脂肪肝

药物性脂肪肝

妊娠急性脂肪肝

糖尿病性脂肪肝

高脂血症脂肪肝

等。与病毒性肝炎一样，脂肪肝也有急性和慢性之分，前者在临床上较为少见，目前最多的是慢性脂肪肝。

根据光学显微镜下肝细胞内脂滴的大小，脂肪肝可分为小泡性脂肪肝和大泡性脂肪肝。前者通常起病急、病情重，表现为急性脂肪肝；后者起病隐匿，临床症状轻微且无特异性，表现为慢性脂肪肝。

急性脂肪肝的病因主要包括妊娠急性脂肪肝、瑞氏综合征、部分药物中毒、磷和四氯化碳等毒素中毒，其中以妊娠急性脂肪肝多见。

妊娠急性脂肪肝病情十分凶险，常常危及母子生命，应及时剖宫产终止妊娠才能阻止病情进展。这种病一般发生于初次妊娠的第7~9个月，常因为呼吸道感染或静滴大剂量四环素后起病。在起病初期仅有食欲减退、恶心、呕吐、全身乏力、上腹痛或头痛等症状，但病情进展迅速，类似暴发性肝炎，往往在数天至1周内便可出现黄疸且呈进行性加深。血液学检查可发现总胆红素、直接胆红素、血氨升高，而血糖、胆碱酯酶下降。如果同时血肌酐和尿素氮升高、凝血酶原时间延长，甚至出现弥漫性血管内凝血，则提示病情严重，病死率高。预防呼吸道感染和避免使用四环素有助于减少妊娠急性脂肪肝的发生。

◇ 脂肪肝的危害大

脂肪肝的危害并不仅仅限于肝脏本身，研究显示，非酒精性脂肪肝是代谢综合征的组成部分和重要的预警信号。代谢综合征是伴有胰岛素抵抗的一组疾病的聚集，因此非酒精性脂肪肝患者极易发生糖尿病、高脂血症、高血压、冠心病、脑血管疾病等多元代谢紊乱，而这些代谢紊乱反过来又促进肝病的进展，增加恶性肿瘤和心脑血管事件的发生，非酒精性脂肪肝与代谢综合征互为因果，即使是不伴有肝功能损害的单纯性脂肪肝，其对糖尿病和心脑血管疾病发生和进展的影响也不容忽视。

在正常情况下，肝脏只含有少量脂肪，约占肝脏重量的3%~5%，其中一半为中性脂肪（甘油三酯），其余为卵磷脂和少量的胆固醇。当肝脏内的脂肪含量在一些异常情况下逐渐增加到占肝脏重量（湿重）的10%时即为脂肪肝。脂肪肝按照肝脏脂质占肝湿重的比例可分为轻度（含脂肪5%~10%或肝脏每单位面积见1/3~2/3的肝细胞脂变）、中度（含脂肪10%~25%或2/3

以上肝细胞脂变）、重度（含脂肪25%～50%或以上，或几乎所有肝细胞均发生脂肪变）三种。

根据肝组织病理学变化，可将脂肪肝分为三个时期：Ⅰ期为不伴有肝组织炎症反应的单纯性脂肪肝；Ⅱ期为伴有肝组织炎症和肝纤维化的脂肪性肝炎；Ⅲ期为脂肪性肝硬化。

◇ 轻度脂肪肝也要重视治疗

轻度脂肪肝可无临床表现，部分患者表现为疲乏、食欲差、恶心、口臭、腹胀、便秘等，通过B超等检查可被发现。中重度脂肪肝症状较明显，可表现为上述症状加重，肝区不适或隐痛，转氨酶升高等。重症患者可出现肝硬化等表现，除肝脏表现外，还可同时伴有糖尿病、高脂血症、高血压、冠心病、脑血管疾病等。

脂肪肝早期是脂肪肝防治的最佳阶段，同时也是最容易被忽视的危险阶段。如能及早发现，及时治疗，可以完全恢复正常。单纯性脂肪肝是各种肝毒性损害的早期表现，如果能及时去除病因和诱因，肝内脂肪沉积可在数月内消退。例如，合理的能量摄入以及饮食结构调整、中等量有氧运动、纠正不良生活方式和行为。又如，戒酒对酒精性脂肪肝绝对有效；所有体重超重、内脏性肥胖以及短期内体重增长的脂肪肝患者，如能有效控制体重和减小腰围，则肝内脂肪沉积也可很快消退。

脂肪肝无论是否伴有肝纤维化，都是完全可逆性疾病。只是通常需要较长的治疗时间，且需要在改变生活方式和控制原发疾病的基础上，加用保肝抗炎药物，肝病才能完全康复。所以，要加强脂肪肝的早期诊治，部分脂肪肝患者难以康复的原因可能是治疗不及时或治疗方法不当或疗程不够长。

脂肪肝患者并发肝硬化、肝癌的概率是正常人的150倍。目前，脂肪肝的发病率正逐年提高，以营养过剩型脂肪肝的发病人群最多，患者以中青年男性为主。临床调查中发现，不少在体检中曾查出轻度脂肪肝的患者，当时认为脂肪肝不是什么大病，自身也没有明显的不适，所以对此放任不理，不但不去积极治疗，也不改变生活方式。还有少数患者也曾努力在生活中减少高脂饮食、多运动、少饮酒，但因为缺乏毅力，最终没有长期坚持，再加上对脂肪肝的危害缺乏充分认识，结局是不了了之。由于缺乏重视和治疗，不少轻度脂肪肝最后发展成了中重度，出现肝功能异常、乏力，甚至已经发展到肝纤维化和肝硬化，才引起他们的重视，这时往往错过了最佳的治疗时期。

一旦脂肪肝发展到中期，就意味着脂肪代谢存在异常，肝功能受到了一定的损害，在肝脏内合成的磷脂和血浆脂蛋白、白蛋白开始减少，会影响神经和血管功能，引起记忆力衰退和动脉粥样硬化。中期脂肪肝也意味着肝细胞开始慢性纤维化，并逐步形成肝硬化，当肝硬化形成后，体内免疫球蛋白含量会明显降低，容易发生各种感染性疾病。

因此，一旦发现自己患上了脂肪肝，切勿不当回事，要及时去医院诊治。对中度以上的脂肪肝更不能掉以轻心，特别是重度脂肪肝预后与肝硬化差不多，最后可发展到肝功能衰竭、肝昏迷、门静脉高压伴上消化道出血等。

在治疗脂肪肝的过程中，患者一定要有耐心，不要操之过急，因为迄今为止尚无防治脂肪肝的特效药。无论是酒精性肝病，还是非酒精性脂肪性肝病，都属于"慢病"，需要较长时间的治疗。短期治疗即使有效，也容易复发。

肝硬化
——各种慢性肝脏疾病的晚期表现

肝硬化是一种临床常见的由多种病因引起的慢性、进行性肝脏损害，是各种慢性肝脏疾病的终末阶段，即晚期表现。肝硬化在病理上以肝脏广泛纤维化和小叶结构破坏伴假小叶形成为特征，肝细胞功能障碍和门静脉高压为其主要临床表现。

严格来讲，肝硬化不是一种独立的疾病，它是由很多不同病因引起的慢性、进行性、弥漫性肝脏病变。

◇ 肝硬化很可怕，会导致多脏器跟着受累

不论引起肝硬化的病因如何，其发展路径基本相似：首先是长期的慢性肝脏病变使得肝脏内纤维组织增生，大量的肝细胞变性坏死、肝小叶纤维支架塌陷；残存的肝细胞不再沿着原来的支架排列再生，而是形成了不规则的结节状肝细胞团，即再生结节。自汇管区和肝细胞膜有大量纤维结缔组织增生，形成纤维间隔，包绕再生结节或将残留的肝小叶重新分隔，改建为假小叶，这就是肝硬化已经形成的典型形态改变。

肝硬化会造成肝内血循环的紊乱，血管受到再生结节的挤压，肝内门静脉、肝静脉和肝动脉三者之间相互出现交通吻合支等，这些因素是形成门静脉高压症的基础，更加重了肝细胞的营养障碍，促进肝硬化进一步恶化。临床上患者会表现出多脏器受损害，以肝功能损害和门静脉高压为主要表现，晚期常常出现消化道出血、肝性脑病、继发感染等非常严重的并发症。

肝硬化可发生于任何年龄，但多见于35～50岁，男性患者多于女性。

肝硬化早期在医学上称为代偿期，就是虽然有病但是通过自身的调节

还可以维持正常。这一时期由于纤维组织的增生，肝脏大多仍有炎症、充血、水肿等改变，肝脏体积会变大，表面颜色变暗，用手可以在右侧肋骨边缘下摸到增大的肝脏，感觉质地比较坚硬。

肝硬化在代偿期较为隐匿，患者可能无任何不适的感觉，或仅有轻微的不适感，容易被忽略。这一时期可长达3～5年，甚至10年以上。因此，很多人即使患上肝硬化，但依旧茫然不知，最终错过了最佳治疗时期。

肝硬化后期在医学上称为失代偿期，就是通过自身的调节不可以维持正常，病情越来越重。此时由于增生的纤维组织会发生收缩，肝脏体积会收缩变小，质地更加坚硬，肝脏表面可以见到凹凸不平的结节，颜色更加灰暗且无光泽。此时反而不能在体表触及肝脏。患者在这一时期会有典型的临床表现，如疲倦乏力、出现"肝病面容"、消化不良、腹泻、黄疸、内分泌系统紊乱等。一旦有明显的肝硬化表现时，往往病情已经较重，治疗起来也颇为棘手。

◇ 病因多种多样

在临床上，引起肝硬化的病因多种多样，常见的有肝炎引起的肝炎后肝硬化、酒精性肝硬化、胆汁淤积引起的胆汁性肝硬化、寄生虫性肝硬化、中毒性肝硬化、循环障碍性（心源性）肝硬化、营养不良性肝硬化等。一些遗传性疾病，如肝豆状核变性，以及由于体内铁代谢障碍，导致大量铁在肝内沉积所致的"血色病"，均可导致肝硬化的形成。

目前认为肝硬化主要是由乙型、丙型、丁型病毒性肝炎缓慢发展而成。病理组织学上有广泛性的肝细胞变性、坏死、再生、纤维化、形成结节，导致肝小叶结构破坏和假小叶形成，肝脏逐渐变形、变硬而发展为肝硬化。酒精性肝硬化，主要是由于长期过度饮酒，使肝细胞反复发生脂肪变性、坏死和再生，最终导致肝纤维化、肝硬化。酒精性肝病在病理上表现为三部曲：酒精性脂肪肝→酒精性肝炎→酒精性肝硬化，且三者常合并存在。

在我国，乙型肝炎病毒的感染是引起肝硬化的最常见原因，而在欧美等国家，酗酒所致的酒精性肝硬化较为常见。近年来，由于吸毒、输血污染等原因，丙型肝炎病毒感染所致的肝硬化也有上升趋势。

◇ 肝硬化的诊断方法

目前，肝硬化诊断的"金标准"是肝穿刺活组织病理学检查，肝脏广泛纤维化和小叶结构破坏伴假小叶形成为其主要特征。较为遗憾的是，肝脏穿刺病理学确诊大结节性肝硬化仅为40%左右，小结节性肝硬化为60%左右。此外，由于肝脏穿刺为创伤性检查，患者和医生接受度差，且有一定的并发症，因此其临床应用受到一定限制。为解决这一问题，血清学及影像学等无创诊断技术在近年得到重视，并为临床工作提供了便利。

血清学标志物主要包括细胞外基质合成中的纤维连接蛋白、Ⅲ型前胶原、Ⅳ型胶原、血清透明质酸、层粘连蛋白、N-聚糖等；脯氨酰羟化酶、脯氨酸肽酶、基质金属蛋白酶及其抑制物等胶原酶类。肝功能相关的常规实验室检查，如AST、ALT、GGT（谷氨酰转移酶）、ALP（碱性磷酸酶）、白蛋白、凝血酶原时间、总胆红素和血小板计数等。影像学检查主要包括B超、计算机断层扫描（CT）、磁共振成像（MRI）等。

除了医学检查外，肝病患者在日常生活中要注意自己的身体状况，如果身体出现精神状态变差、容易疲劳、食欲减退、腹部胀满、不明原因的低热或黄疸等情况，要及时去医院就诊，查明情况。

◇ 预防是关键

肝硬化目前无特效治疗，关键在于早期诊断，针对病因给予相应处理，阻止肝硬化进一步发展，后期积极治疗并发症，终末期则只能依赖于肝移植。

肝纤维化是指肝脏内纤维组织不仅比例增加，而且它们在肝内的分布、结构与正常相比也发生异常。各种导致肝脏慢性损伤的因素均可导致肝纤维化的发生。

肝纤维化和肝硬化从实质上讲只是病情发展的不同程度。肝纤维化是肝硬化的前驱阶段，是肝硬化的必经之路，而"假小叶"的形成是从肝纤维化发展为肝硬化的标志。

另外一个重要的区别是，一旦发生肝硬化，病变就不太可能逆转，而肝纤维化时，只要去除引起肝脏病变的原因，加上其他抗纤维化的治疗，

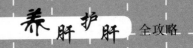

病变是可以被逆转的。所以，早期诊断并判断肝脏纤维组织增生的情况对于缓解或避免肝硬化的形成具有至关重要的意义。

脂肪肝与肝硬化的鉴别

项目	脂肪肝	肝硬化
肝切面形态	正常	蝙蝠肝
肝脏大小	稍增大	多缩小
肝表面	平滑	凸凹不平
出肝面光带	显示差或不显示	不清晰
肝内回声	前半部光点均匀性增强、增粗，后半部回声不显示	光点增强增粗，呈"网络状"
脉管系统	多不显示	门静脉、脾静脉增宽，肝静脉萎缩
其他	多无并发症，呈可逆性改变	伴脾大、胆囊壁水肿、腹水

肝癌——癌中之王

肝癌素有"癌中之王"的恶名，原发性肝癌其发病率和死亡率分别占据世界范围恶性肿瘤的第5位和第3位，是目前我国第4位的常见恶性肿瘤及第3位的肿瘤致死病因，严重威胁患者的健康和生命。

◇ 肝癌的发病原因

肝癌的病因及一级预防中所占比例最大的是肝细胞癌，约占95%。肝细胞癌的危险因素十分复杂，其中最主要的是乙型肝炎病毒和丙型肝炎病毒感染，其他还包括遗传因素、各种肝脏毒物（如黄曲霉毒素等）、吸烟、酗酒以及各种代谢综合征（如腹型肥胖、糖尿病、胰岛素抵抗、非酒精性脂肪肝等）。

有医疗界人士对中国肝癌发病及死亡做的归因风险分析显示，86%的肝癌死亡率和发病率归因于乙型肝炎病毒、丙型肝炎病毒、黄曲霉毒素、吸烟以及饮酒这5个因素。无论男女我国肝癌的最主要危险因素都是乙型肝炎病毒感染。

长期大量饮酒也是引发肝癌的重要因素。酒精进入人体后只有大约10%由肠胃消化吸收后排出体外，其余90%都要在肝脏内部代谢。酒精在肝脏中代谢期间会分解出大量的乙醛，这种物质对肝细胞有明显的毒性作用，时间长了会引起肝细胞坏死及纤维化，严重时可致肝硬化，再进一步发展就会导致肝癌。

研究发现，有些疾病能增加患肝癌的危险性，如糖尿病、食管静脉曲张、肝硬化、肥胖症、脂肪肝、遗传性血色病、遗传性毛细血管扩张症等。

肝癌具有明显的家族聚集性和遗传易感性。与肝癌病例有血缘关系的家族中，出现肝癌的人数远超过无血缘者，其中近亲又高于远亲。

在我国，肝癌的高危人群主要包括：具有乙型肝炎病毒（HBV）和/或丙型肝炎病毒（HCV）感染、长期酗酒、重度脂肪肝、非酒精性脂肪肝、食用被黄曲霉毒素污染的食物、各种原因引起的肝硬化以及有肝癌家族史等的人群，尤其是年龄40岁以上的男性风险更大。

我国存在肝癌高发区，如广西扶绥、江苏启东、广东顺德、福建同安等地。通过流行病学调查研究发现，肝癌高发区的居民食用的粮食中存在不同程度的黄曲霉毒素污染的现象。因此，住在肝癌高发区的人群应注意筛查。

肝癌高危人群

1	乙肝和/或丙肝感染者
2	有肝癌家族史者
3	酗酒者
4	重度脂肪肝患者
5	肝癌高发地人群

◇ 预防肝癌要注意这些身体异常

肝癌早期基本没有明显症状，其暴发犹如"这里的黎明静悄悄"，这是因为健康的肝脏大约只需要1/4就可以满足人体正常的需要。肝癌早期，肝脏功能基本够用，所以人体很可能不会有明显异常。很多患者，直到肿瘤大得把肚子都撑起来了，才发现是晚期肝癌。即便在这时，患者的肝功能都可能正常。因此，要提早发现肝癌，一定要重视体检。

30岁以上的成年人，右上腹部及上腹部可扪及包块，质地硬，表面不平，且连续观察增大趋势明显，而患者却没有明显不适者，应疑有肝癌。肝癌的病情发展到一定程度就会逐步产生肝区疼痛、食欲下降、疲乏无力、日渐消瘦等体征，到晚期则会有黄疸、腹水、呕血、昏迷等体征。肝癌患者的上腹部常可摸到巨大的肿块，但此时已到中晚期，甚至已向肺部等处转移。

◇ 如果身体出现下列异常，高危人群一定要到医院确诊

1.肝区疼痛。肝区疼痛一般位于右肋部或剑突下，疼痛性质为间歇性或持续性隐痛、钝痛或刺痛，疼痛前一段时间内，患者可感到右上腹不适。疼痛可时轻时重或短期自行缓解。疼痛产生的原因主要是肿瘤迅速增大，压迫肝包膜，产生牵拉痛，也可因肿瘤的坏死物刺激肝包膜所致。如果没有运动，也没有从事体力劳动，有肩膀不明原因的疼痛，一定要引起警惕。

2.消化系统不适。肝脏是人体的消化器官，如果发生病变，人体对营养的吸收就会发生障碍，会出现突然消瘦等症状，中晚期严重者可出现黑便、腹水、黄疸、呕血、内出血等。腹泻也是肝癌较为常见的消化道症状，因容易被误认为是肠炎而被忽视。肝癌早期症状还有肝区不适的口干、焦躁、失眠、牙床和鼻子出血等。

3.不明原因的疲惫。与其他原因导致的劳累相比，肝癌引起的疲惫，即使是患者躺下来静静地休息也无法缓解。有时候可能怎么睡都觉得累，甚至起床都会产生劳累感觉，四肢酸痛。

4.皮肤变黄。人体的血液中有一种叫作胆红素的物质，当肝脏排毒功能不好时，血液中的胆红素浓度会逐渐升高，引发黄疸，主要表现为皮肤变黄，色素沉着。

5.发热，发热也是常见的临床症状，多为持续性低热，37.5～38℃左右，也可呈不规则或者间歇性、持续性的高热，表现类似肝脓肿，但是发热之前无寒战，抗生素治疗无效。

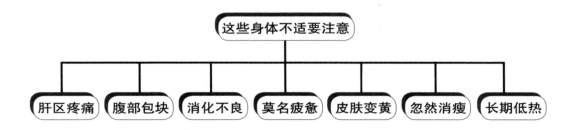

◇ 肝癌的医学诊断

血清甲胎蛋白（AFP）和肝脏超声检查是早期筛查的主要手段，建议高危人群每隔6个月进行至少一次检查。特别是血清甲胎蛋白是当前诊断肝癌常用而又重要的方法，诊断标准：$AFP \geqslant 400\mu g/L$，排除慢性或活动性肝炎、肝硬化、睾丸或卵巢胚胎源性肿瘤以及怀孕等。AFP低度升高者，应作动态观察，并与肝功能变化对比分析，有助于诊断。约30%的肝癌患者AFP水平正常，检测甲胎蛋白异质体，有助于提高诊断率。其他常用的肝癌诊断分子标志物包括α-L-岩藻苷酶、异常凝血酶原等。

各种影像学检查以及活体穿刺检查有助于更进一步确定癌变的部位和分期及癌细胞的分级等。

◇ 预防肝癌要把好"入口"关

预防肝癌要把好饮食关，饮食均衡，营养丰富，不要酗酒，一定不要吃发霉的食物。发霉食物中可能含有黄曲霉毒素，属于一类致癌物。据美国麻省理工学院发表的一项研究称，80%的肝癌病例是由于受到黄曲霉毒素的影响。另有流行病学调查发现，肝癌多发于温暖、潮湿、容易滋生黄曲霉菌的地区，尤其是食用玉米、花生多的地区。因此，家里的食物一旦发霉就应立刻丢弃，尤其是花生、玉米、豆类等，花生油同样也不宜长时间存放。

预防肝癌，要保持体重在合理的范围（$18.5 \leqslant BMI < 24.0$）；经常性地运动；避免饮酒，如果实在要喝的话，每天的酒精量不超过20g；少吃咸鱼，在儿童时期尤其重要，盐以及盐渍食品也要少吃；减少食物中黄曲霉毒素出现的机会，如禁食发霉的花生；每天至少吃400g的蔬菜水果；少吃经过储存加工的肉类；不吃很烫的食物或饮料。

肝性脑病
——肝病引发的神经精神异常综合征

肝性脑病是一种由于急、慢性肝功能严重障碍或各种门静脉-体循环分流异常所导致的，以代谢紊乱为基础、轻重程度不同的神经精神异常综合征。

◇ 肝性脑病的主要表现

轻微型肝性脑病常无明显临床症状，只有通过神经心理测试才能发现。严重者以意识障碍、行为失常和昏迷为主要临床表现，发病原因以肝炎后肝硬化为最多见。

轻微的肝性脑病由于没有明显的临床表现而被当作正常人，在参加正常的社会活动时，可表现出性格和行为的异常，如近期突然表现出激动、好斗，或冷漠、自私，或在驾驶交通工具时容易发生危险事故。如果病情再进一步发展，则可表现为不同程度的昏迷、抽搐、脑水肿、脑疝等，这时就有生命危险了。

肝性脑病是肝病患者的主要死亡原因之一，早期识别、及时治疗是改善其预后的关键。轻微型肝性脑病患者常常会出现生活质量和工作效率下降的情况，肝病患者如果发现自己有此症状，要引起重视，应积极筛查和防治轻微型肝性脑病。

国际上根据West Haven分类系统，将肝性脑病按症状分为以下几级。

0级：轻微肝性脑病，表现为性格或行为改变轻微或无改变，记忆、注意力、智力和协调功能改变轻微，无扑翼样震颤。

1级：表现为缺乏琐碎意识，注意力不集中，计算能力受损，兴奋、抑郁或烦躁不安，轻微精神错乱，执行心理任务的能力变慢。

2级：表现为嗜睡或冷漠，神志不清、思维混乱、人格改变、行为异常，有明显扑翼样震颤和间歇性定向障碍。

3级：可以引起昏睡，无法执行心理任务，有时间、地点定向障碍，出现失忆症状。

4级：表现为昏迷，对疼痛刺激有或无反应。

◇ 治疗原则

无论是轻微型的肝性脑病，还是比较严重的肝性脑病，它们都是由多种因素综合作用的结果，所以在治疗的时候要从多个环节采取综合性治疗措施，二者治疗原则基本相同。主要包括：①寻找和去除诱因；②减少来自肠道有害物质如氨等的产生和吸收；③适当的营养支持及维持水电解质平衡；④根据临床类型、不同诱因和疾病的严重程度制定个体化的治疗方案。

肝性脑病患者在饮食上要注意蛋白质的摄入和氨的产生，提倡摄入富含蔬菜和乳蛋白的饮食。植物蛋白饮食含有更多的膳食纤维，可减少食物运行时间，降低肠道内pH值，并增加排泄物中的氨排泄。植物蛋白中含硫氨基酸甲硫氨酸和半胱氨酸少，不易诱发肝性脑病。另外，植物蛋白富含鸟氨酸和精氨酸，可通过尿素循环促进氨的清除。因此，目前医学界一致推荐复发性或持久性肝性脑病患者应该优先选用蔬菜和乳制品蛋白质而不是肉类或鱼类蛋白质的饮食。

肝衰竭
——严重的肝病症候群

肝衰竭是多种因素引起的严重肝病症候群，导致其合成、解毒、排泄和生物转化等功能发生严重障碍或失代偿，出现以凝血功能障碍、黄疸、肝性脑病、腹水等为主要表现的一组临床症候群，其特点是病情重、进展快、预后极差、病死率极高。

在我国引起肝衰竭的首要病因是肝炎病毒（主要是乙型肝炎病毒），临床表现以慢加急性肝衰竭为主，其次是药物及肝毒性物质（如乙醇、化学制剂等）。在欧美国家，药物是引起急性、亚急性肝衰竭的主要原因；酒精性肝损害常引起慢性或慢加急性肝衰竭。儿童肝衰竭还可见于遗传代谢性疾病。

肝衰竭的发病原因

肝炎病毒：甲型、乙型、丙型、丁型、戊型肝炎病毒

其他病毒：巨细胞病毒（CMV）、EB病毒（EBV）、肠道病毒、疱疹病毒等

药物及肝毒性物质：对乙酰氨基酚、抗结核病药物（异烟肼、利福平、吡嗪酰胺等）、抗代谢药、抗肿瘤化疗药物、部分中草药（如土三七）、抗风湿病药物、乙醇、毒草等

细菌及寄生虫等病原体感染：严重或持续感染（如败血症、血吸虫病等）

妊娠急性脂肪肝

自身免疫性肝病

代谢异常：肝豆状核变性、遗传性糖代谢障碍等

缺血缺氧：休克、充血性心力衰竭等

肝移植、部分肝切除、肝脏肿瘤

先天性胆道闭锁

其他：胆汁淤积性肝病、创伤、辐射等

注：据中华医学会感染病学分会肝衰竭与人工肝学组和中华医学会肝病学分会重型肝病与人工肝学组《肝衰竭诊疗指南（2012）》。

根据病理组织学特征和病情发展速度，肝衰竭可分为四类：急性肝衰竭、亚急性肝衰竭、慢加急性（亚急性）肝衰竭和慢性肝衰竭。

肝衰竭的临床诊断

疾病分型	诊断依据
急性肝衰竭	急性起病，2周内出现Ⅱ度及以上肝性脑病并有以下表现者： 1.极度乏力，并有明显厌食、腹胀、恶心、呕吐等严重消化道症状； 2.短期内黄疸进行性加深； 3.出血倾向明显，凝血酶原活动度（PTA）≤40%，且排除其他原因； 4.肝脏进行性缩小
亚急性肝衰竭	起病较急，15天～26周出现以下表现者： 1.极度乏力，有明显的消化道症状； 2.黄疸迅速加深，血清总胆红素大于正常值上限10倍或每日上升17.1μmol/L； 3.凝血酶原时间明显延长，PTA≤40%并排除其他原因
慢加急性肝衰竭	在慢性肝病基础上，短期内发生急性肝功能失代偿的主要临床表现
慢性肝衰竭	在肝硬化基础上，肝功能进行性减退和失代偿，诊断要点为： 1.有腹水或其他门静脉高压表现； 2.可有肝性脑病； 3.血清总胆红素升高，白蛋白明显降低； 4.有凝血功能障碍，PTA≤40%

目前肝衰竭的内科治疗尚缺乏特效药物和手段，主要是以对症支持治疗为主，必要时可行人工肝血浆置换，精心护理对于患者治疗及抢救至关重要。原则上强调早期诊断、早期治疗，针对不同病因采取相应的病因治疗措施和综合治疗措施，并积极防治各种并发症。肝衰竭诊断明确后，应进行病情评估和重症监护治疗。有条件者早期进行人工肝治疗，视病情进展情况进行肝移植前准备。

大病都有小信号，
肝脏出问题会有哪些"蛛丝马迹"？

◇ 黄疸

黄疸是人体血液中一种叫胆红素的物质浓度增高所引起的皮肤、眼睛、巩膜（眼白）发黄症状。黄疸的发病主要源于胆红素的代谢紊乱，人体血清总胆红素正常情况下为 $1.7 \sim 17.1 \mu mol/L$；血清胆红素水平在 $17.1 \sim 34.2 \mu mol/L$ 时，肉眼看不出明显的眼黄和脸黄，称为隐性黄疸；血清胆红素水平超过 $34.2 \mu mol/L$ 时，即可出现肉眼可见的黄疸。

引起黄疸的原因很多，通常将黄疸分为以下几类：肝细胞性黄疸、梗阻性黄疸、溶血性黄疸和先天性黄疸，其中最为常见的是肝细胞性黄疸，特别是传染性肝炎引起的黄疸。

通常情况下，患者身上出现的黄疸症状越深表明病情越重，但肝炎传染性的强弱却并不取决于黄疸的深浅，也就是黄疸深并不一定意味着传染性强。当然，黄疸的出现也意味着肝的损伤已经很严重，一旦发现自己出现黄疸时要尽快到医院进行进一步检查。

◇ 食欲下降

肝脏是人体的主要消化系统，当肝脏出现问题的时候，人的消化功能就会随之下降，表现为食欲减退，消化功能差，进食后腹胀，没有饥饿感，厌吃油腻食物。

急性肝炎期，患者还会有恶心呕吐等消化道症状。如果肝功能得到较快的恢复，恶心呕吐的症状就会很快改善，食欲也会慢慢转好；慢性肝炎以不同程度的食欲下降为主，恶心呕吐的表现有时候并不明显。

◇ 疲劳

肝脏功能正常时，肝血充盈，各种营养素的代谢充足，身体也因此变得轻松、灵活，即使经过了白天的工作学习等劳累，但通过一夜良好的睡眠即可恢复精力。如果肝脏出现问题，体内的气血淤滞不畅，气机逆乱，累及其他脏腑，日积月累很容易引起慢性疲劳。在临床上，脂肪肝达到中度的患者就经常会出现倦怠、易疲劳的表现。

人的肝脏出问题就容易出现疲劳的原因，在于肝脏发病时，肝细胞制造糖和贮存糖的能力下降，难以产生足够的能量维持人体的需要，能量不足就会感到疲劳。

中医在肝脏损伤会引起疲劳方面有明确的认识，《黄帝内经》中有："故人卧血归于肝，肝受血而能视，足受血而能步，掌受血而能握，指受血而能摄。"明确指出肝血充盈，筋脉得养则运动灵活，肢体轻便。反之，若肝血不足，筋脉失养，则易出现肢体疲劳。此外，肝血不足还会累及眼睛，导致目赤肿痛、眼睛干涩、容易流泪等。

◇ 疼痛

如果右上腹感到不适，且呈胀痛，要考虑是否患上肝病。因为肝脏就位于人体右上腹这个位置。

罹患肝炎后，由于肝脏充血肿胀、渗出、肝细胞坏死而造成肝脏肿大，因而导致肝脏的包膜紧张，刺激了肝包膜上的感觉神经，而造成肝区疼痛或上腹部疼痛，急性期肝炎患者产生的肝区痛就与此有关。随着病情的好转，肿大的肝脏慢慢回缩，肝区痛即可慢慢减轻而消失。慢性肝炎或恢复期时肝肿胀引起肝包膜的紧张度已经相对缓解，但患者仍会感到肝区疼痛，特别是劳累之后，常感到肝区隐痛和阵发性刺痛，这与肝炎没有痊愈有关，另外，肝炎时肝包膜也会产生炎症病变，使肝包膜与附近的组织或器官发生粘连，也可引起肝区痛。

要注意的是肝癌的疼痛，虽有点类似肝炎的疼痛，但由于癌细胞繁衍迅速，肝脏快速膨胀，产生的疼痛要比肝炎产生的疼痛剧烈得多，有的甚至达到难以忍受的程度，常需使用较强的止痛药。

与肝相邻的脏器，如胆囊、胆总管、十二指肠、结肠及胃窦部等，通常各司其职，但有时这几个邻里也会闹病，产生疼痛，容易与肝脏疼痛混淆不清，使人发生误会，以为肝脏出了问题。

一般来说，胆囊疾病的疼痛较为明显，尤其是胆石症常有剧痛，放射到肩部、背部，有时候还可放射到左季肋部。右上腹部、腰部有时候感到压迫感、胀满感、钝痛，并且这些感觉长期持续，这些情况多半是由胆道异常引起的，并不是肝脏的毛病。

◇ 腹水

腹水表现为患者腹壁紧张度增加，直立时下腹部饱满，仰卧时腰部膨隆呈蛙腹状。脐变浅或突出，大量腹水导致腹内压力明显增高时，脐可突出构成脐疝。

肝硬化腹水是临床常见并发症，由多因素引起，属于慢性、弥散性损害的一种。门静脉高压是肝硬化腹水形成的主要原因。门静脉高压导致高动力循环使动脉有效血容量下降，随后激活了某些神经体液因素和肾内因素，造成功能性肾脏异常和水钠潴留，形成腹水。

腹胀为肝硬化腹水常见表现，一般在进食后出现。在疾病早期，患者会出现腹部胀满现象，另外由于胆汁分泌异常，会对食物吸收造成影响，这一点重点体现在蛋白质以及脂肪吸收方面。

腹水是肝病晚期并发症，是肝功能衰竭（不全）的确切指征，肝性腹水易合并腹膜贫血、肾功能障碍、感染及严重的神经系统并发症。肝腹水如不及时治疗（病因治疗）和治疗失误或存在其他严重并发症，易变成顽固性腹水，预后极差。

◇ 皮肤出现"蜘蛛痣"

这是一种由于皮肤小动脉末端分支性扩张所形成的血管痣，因为其外观很像蜘蛛，故称"蜘蛛痣"。蜘蛛痣色泽鲜红，有直径2～3mm的中心体部，它实际上是一条极细的小动脉。除了身体外，蜘蛛痣还有"粗腿"和"细腿"，这些腿是不同层次的小血管。当用力按压蜘蛛痣的中心点时，其整个形态消失，一旦放松，又马上变成红色。一旦患者出现大出血或者死亡，蜘蛛痣会很快消失。

蜘蛛痣可出现于面部、颈部、手背及上胸部、后背上部皮肤，是肝硬化患者最常见的症状。半数以上的肝硬化患者会出现数目多少不一的蜘蛛痣群。

蜘蛛痣最常见于急慢性肝炎或肝硬化患者，但在一些脂肪肝患者身上也可以看到。因此，蜘蛛痣是肝脏疾病一个强烈的信号灯。

蜘蛛痣的出现情况，可反映出肝硬化程度的轻重：临床情况恶化时，蜘蛛痣数目增多；病情得到缓解的时候，蜘蛛痣数目减少或消失。

蜘蛛痣也是反映肝硬化并发症的"镜子"：有门静脉高压、食管静脉曲张等严重并发症时，蜘蛛痣数目增多，个头变小，颜色变深；肝细胞坏死严重时，蜘蛛痣不但数目多，而且总面积大，反之，蜘蛛痣数量少，总面积小。

◇ 手掌出现"肝掌"

正常人的手掌通常呈现淡红色，如果手掌出现片状充血、斑块、红点，就要小心你的手或许已变成了肝掌，就要怀疑自己的肝脏出了问题。

肝掌主要出现于手掌的大、小鱼际上及手指掌面、手指基部，外观呈现粉红色的胭脂样斑点，用力按压的时候会消退，一旦压力去除后又恢复原状。仔细观察肝掌，可见其上面有许多星星点点、扩张成片的小动脉。

人体有雄性和雌性两种激素共存，这些激素在发挥作用后需要被灭活。而灭活的任务由肝脏来完成。如果肝细胞受损，无法及时灭活，造成雌激素在体内大量蓄积，刺激毛细动脉充血、扩张，表现在手掌上就是"肝掌"。

不过，出现肝掌不一定就代表肝脏患上了疾病。临床上也有不少健康的人出现肝掌，经过长时间随访，肝脏功能一直保持正常。因此，出现肝掌表现后，还需要结合病史、肝功能、B超等多项检查后才能确诊是否患上肝病。

◇ 肝病面容

肝病面容是指患者的面容较发病前黝黑、灰暗，这是肝病的一种较具特征性的面容，多见于慢性肝炎和肝硬化患者，是肝病患者常见的临床表现之一。

肝病面容的发生机制可能为肾上腺皮质功能继发性减低；也有人认为与脑内分泌促黑色素的物质增多有关；还有人认为肝病患者由于肝脏长期处于异常状态，无法发挥正常的功能，造成肝脏对体内雌激素的灭活障碍，增多的雌激素可降低对酪氨酸酶的抑制作用，使酪氨酸转变为黑色素的量增多，以致皮肤色素暗沉，面部皮肤干燥、粗糙，失去正常应有的光泽和弹性，甚至出现"古铜色"的面容。

有的患者颜面部或鼻尖部还会出现细小的毛细血管扩张，尤其是眼眶周围的色素沉着更为明显。

◇ 腹泻

有的慢性肝病患者会出现腹泻的症状，这种腹泻并不是肠炎引起的，而是与肝病有关，医学上称之为肝源性腹泻，容易被误诊。

肝源性腹泻表现为每日大便次数增多，主要集中在清晨和早餐后，每次的量并不多，很少在夜间排便。每次排便时间长，有的可达10~20分钟，一般不伴有腹痛或仅有轻微的腹痛，排便后有所缓解。大便不成形，多为稀便、糊状大便或水样大便，脂泻明显的时候大便有油光。服用消炎止泻药疗效不佳，可伴有乏力、肝区痛、恶心、呕吐等不适。

在观察大便性状的时候，一定要注意黑便。黑便也叫柏油样便，是由于血红蛋白中铁与肠内硫化物作用形成硫化铁所致，是上消化道出血的表现形式之一。消化道如果每天出血60mL以上，即可表现为黑便。大便如果持续黑色且质地干硬，说明有持续性的少量出血。黑便多出现于肝硬化患者。此外，十二指肠球部溃疡、出血性胃炎、胃癌、胃溃疡和食道、胃底静脉曲张患者等都能产生黑便。

确诊肝脏疾病，要做哪些检查？

随着医学水平的提高，对肝脏疾病的诊断可通过影像学、血液学、病理学等手段检查，不同的检查方法对各种肝病的判断不同。

◇ 影像学检查

肝脏的影像学检查主要有B超、CT、MRI，可判断出脂肪肝的有无和肝内脂肪分布类型，明确有无明显肝硬化、肝内占位（如囊肿、血管瘤、肝癌）、胆囊炎、胆石症、肝脾大、腹水等情况。影像学检查的主要目的是鉴别诊断和检测肝病进展及发现肝脏的占位病变等。

B超对弥漫性脂肪肝的诊断敏感度较高，CT诊断脂肪肝的特异性可能高于B超，但价格较贵。因此，临床上主要依靠B超来发现及随访脂肪肝。在临床上，常通过CT结合肝动脉造影或是注射碘油的肝动脉造影来诊断肝癌。CT检查具有较高的分辨力，对肝内占位性病变，原发和转移肿瘤的生长方式、形态、轮廓、钙化、出血、坏死、囊变和血运情况都可以显示出来，在注射造影剂的条件下甚至可发现1cm左右的早期肝癌。CT还可以用来鉴别黄疸患者是外科性还是内科性的。磁共振相对来说价格更贵，但它对不同组织间的分辨力较高，绝大部分肝脏病变依靠磁共振平扫即可检出，部分甚至可以确诊。磁共振检查图像能够为医生提供患者肝脏代谢、病理生理等诸多信息，同时磁共振检查还能通过自身多序列成像功能，通过对肝脏患病区域信号特征的异常显示有效达到反映肝脏节性病变组织成分的目的。

正常肝脏表现为肝左叶前后径5～6cm，上下径5～9cm，肝右叶最大斜径12～14cm，大于或小于正常值均为异常。

肝脏异常的影像学检查结果常见于以下疾病

疾病	诊断报告	病因
脂肪肝	声像图表现为肝体积中度扩大，正常肝脏脂肪含量约5%，当肝细胞内出现大量脂肪颗粒时称为脂肪肝。另外，肝脏脂肪含量超过7%就应该继续检查是否患有脂肪肝	营养过度 糖尿病 高脂血症 酗酒
肝硬化	声像图表现为回声增强不均匀，肝体积缩小，门静脉增宽	多种疾病导致长期肝脏损害，使肝细胞慢性变性、坏死，形成再生结节，结缔组织弥漫性增生、变硬的肝病
肝血管瘤	声像图表现为肝内低回声区边界不清，周边血流丰富	肝血管瘤是肝脏常见的良性肿瘤，常由肝血管先天性畸形所致
肝囊肿	声像图表现为囊肿壁菲薄，边缘整齐光滑，与周围组织境界分明。内部无回声，或仅有少量低水平点状回声	肝囊肿是常见的肝脏疾病，发病原因有先天性的，也有后天性的，多由肝内小胆管发育障碍所导致
原发性肝癌	声像图表现为巨块型、结节型、弥散型	病毒性肝炎和肝硬化、黄曲霉毒素、饮水污染、遗传因素、酒精以及农药污染等
转移性肝癌	声像图表现为病灶多发、大小相近，多分布在静脉侧端，病灶血供相对于原发性肝癌少，除了病灶外肝实质的背景回声可正常	可能是由消化道、肺、乳腺、肾、胰腺等器官的恶性肿瘤转移至肝脏部分所导致

提示：脂肪肝确诊后5～10年内发生糖尿病、冠心病的概率很大，不应该掉以轻心。每年检查很重要，这是由于在发展成脂肪性肝炎、肝硬化前还是可以逆转和消失的。目前肝脏脂肪含量超过30%的脂肪肝可由B超检查检出，发现脂肪肝时已属中重度。

除了B超、CT等影像学检查外，一些特殊的肝病患者还需要视病情进行胃镜检查，让医生看到食管、胃及十二指肠等器官的病变情况，这种检查比X线更为直观，对指导临床治疗更有积极意义。一般来说，当慢性肝炎不断发展，与早期肝硬化难以区分，或不能进行肝穿刺活检的情况下，需进行胃镜检查，以查看是否合并食管及胃底静脉曲张，来辅助区分肝炎与肝硬化。

肝硬化患者的胃底和食管下段静脉在发生曲张时，往往会膨出于消化道黏膜的表面。此时，通过胃镜可直接观察到这些静脉曲张的程度。因此，肝病科医生往往会要求肝硬化患者进行胃镜检查。

◇ 实验室检查

乙肝五项

检验是否感染乙肝及感染的程度，最简便的方法就是做一个乙肝五项检查，俗称"两对半"，是检查乙肝病毒感染最常用的血清学标记。乙肝五项包括HBsAg（表面抗原）、抗HBs（表面抗体）、HBeAg（e抗原）、抗HBe（e抗体）、抗HBc（核心抗体）。

乙肝五项检查结果常见于以下疾病

模式	HBsAg	抗HBs	HBeAg	抗HBe	抗HBc	临床判断
1	+	−	+	−	+	俗称"大三阳"，急性或慢性乙肝；病毒在复制，传染性强
2	+	−	−	+	+	俗称"小三阳"。急性或慢性乙肝，传染性低
3	+	−	−	−	+	急性或慢性乙肝感染，有传染性
4	−	−	−	+	+	既往感染
5	−	−	−	−	+	既往感染，未产生抗HBs
6	−	+	−	−	+	感染恢复期，既往感染，有免疫力
7	−	+	−	+	+	感染恢复期，有免疫力
8	−	+	−	−	−	主动免疫
9	−	−	−	−	−	病后或接种疫苗后获得免疫力

如何区分"大三阳"、"小三阳"

在乙肝的检查中，很多人会听过"大三阳"、"小三阳"的说法，这里的"大三阳"指的是HBsAg、抗HBc和HBeAg同时阳性。如果患者有"大三阳",说明乙肝病毒在人体内复制活跃。

"小三阳"指的是HBsAg、抗HBc和抗HBe同时阳性。"小三阳"的患者虽然表示已经感染了乙肝病毒,但是,抗HBe的出现,标志着病毒的复制已经由活跃转为静止,血中的带病毒量明显减少,传染性也相对降低。所以,"小三阳"表示患者的病情开始好转。

通过乙肝五项检查可以了解机体是否感染乙型病毒,以及可以区分出乙肝大三阳、乙肝小三阳,对患者来说具有非常重大的意义。健康人群一般没有进行乙肝疫苗接种时,需要检查乙肝五项,必要时进行疫苗补种。即便是已经成功接种过乙肝疫苗的人,也不代表永远有抗体,一般3～5年需复查一次乙肝五项,如果乙肝抗体滴度小于10,需要及时接种乙肝疫苗加强针。

肝功能检查

肝功能检查和上面说的乙肝五项是两种不同的检查,乙肝五项代表的是体内病毒的感染情况,而肝功能代表了肝脏损害的状况。

肝功能检查大致可分为"血液学检查"和"形态学检查"。血液学检查就是通过化验血液来检查肝脏的受损情况,这种检查很有效,适合大多数人。

临床上对肝脏进行检查的方法有多种,而肝功能的化学检验则最为常见和经济实用。它的目的在于检测有无肝病及判断其病变的严重程度、预后等,肝功能检验还有助于对药物疗效的观察。化验是通过测定血液中与肝功能有关的几项指标的含量来进行的。临床上常抽取患者空腹时的静脉血,因为饮食对化验结果影响较大。

肝功能检查常测的指标是化验血液中的血清转氨酶、血清胆红素、血清蛋白、γ-谷氨酰转肽酶(γ-GT)等。

其中,血清转氨酶通常检查血清中丙氨酸氨基转移酶(ALT)与天冬氨酸氨基转移酶(AST),这是肝功能检查最常用的指标,当肝细胞遭到损害的时候,两个指标会升高。总胆红素主要了解有没有黄疸以及黄疸程度及类型,胆红素偏高的患者会出现眼黄、尿黄、皮肤黄的黄疸症状。血清总蛋白(TP)、清蛋白(ALB)、球蛋白(GLO)是检测肝脏的合成功能。γ-谷氨酰转肽酶是检验肝脏病变的主要指标，此酶在急性肝炎、慢性活动性肝炎及肝硬化失代偿时仅轻中度升高，但阻塞性黄疸时此酶因排泄障碍而逆流入血，原发性肝癌时此酶在肝内合成亢进，均可引起血中转肽酶显著升高，甚至达正常的10倍以上，酒精中毒者的γ-谷氨酰转肽酶亦明显升高，有助于诊断酒精性肝病。血清胆碱酯酶也是评价肝脏合成功能的主要指标，患有一些慢性肝脏疾病时，病情越差，血清胆碱酯酶的活性越低。

除了上述这些外，有时候还用其他肝功能检查指标，如血氨（严重肝细胞损害时，血氨可升高）；凝血酶原活动度（凝血酶原活动度降低时，常反映肝细胞的损害程度）；甲胎蛋白（即AFP，持续升高，提示原发性肝癌的可能性），以及碱性磷酸酶等指标等。

肝功能检查注意事项

肝功能检查当天必须空腹，在检查前一天晚上要少食油腻的食物，禁止饮酒，晚上9点之后禁止进食。在检查当天，为了确保检查结果的精确性，检查前除了不能吃东西外，还不能大量饮水，同时也不能进行激烈的体育运动。

检查肝功能的时候，要尽量避免在静脉输液期间或在用药4小时内做肝功能检查。如果身体条件允许，最好在做肝功能检查前3～5天停药。通常用药剂量越大，间隔时间越短，对肝功能检查结果的干扰越大。

肝功能检查前若患有感冒，最好在感冒治愈后7天再做检查，因为感冒可能影响肝功能检测结果。

◇ 肝活检病理学检查

肝活检病理学检查有助于了解肝脏疾病的病因和发病机制，明确肝脂肪变、炎症及纤维化的程度，从而完善治疗方案。此外，病理学描述还可为慢性肝病提供肝脂肪病变程度、肝炎活动分级、肝纤维化分期的量化指标。

肝脏活检是医学上的一个诊断步骤，最常见的方法是将一根针扎入肝脏，取得少量肝组织样本后，将其放在显微镜下检查，以确定肝病的病因

肝功能常用指标

血液检查的种类	正常参考值	诊断结果
天冬氨酸氨基转移酶（AST）	10～40U/L	AST是反映肝细胞功能的指标，若肝细胞遭破坏，AST升高，见于中毒性肝炎、肝硬化、脂肪肝、酒精肝、肝癌、心肌梗死、心肌炎、心功能不全等
丙氨酸氨基转移酶（ALT）	10～40U/L	ALT的临床诊断同AST
γ-谷氨酰转肽酶（γ-GT）	男性：11～50U/L 女性：7～32U/L	肝脏、胆道系统发生异常，导致胆汁分泌不畅，数值升高，常见于胆管阻塞性疾病、病毒性肝炎、肝硬化、酒精肝、脂肪肝、胰腺炎、药物性肝炎等
血清胆碱酯酶（CHE）	4～10kU/L	肝脏功能异常时数值下降，常见于肝癌、有机磷中毒以及各种慢性肝病，如肝炎、肝脓肿、肝硬化等；增高见于脂肪肝、肥胖症、肾脏疾病
血清总蛋白（TP）	65～85g/L	增高见于各种原因导致的血液浓缩（如脱水、休克）、多发性骨髓瘤、肾上腺皮质功能减退等；降低见于重症结核、肝脏疾病、营养及吸收障碍、蛋白质丢失过多、血清水分增加
清蛋白（ALB）	35～55g/L	清蛋白的临床诊断同血清总蛋白
清蛋白/球蛋白比值（A/G）	（1.5～2.5）∶1	数值增高常见于结核病、自身免疫性疾病，如红斑狼疮、风湿性关节炎等；数值降低多见于严重肝功能损伤及M蛋白血症
血清总胆红素（TBIL）	3.4～21.0μmol/L	肝细胞、胆道出问题时，数值会升高，多见于造血系统功能紊乱、脾功能亢进、结石、肿瘤、炎症等引起的胆道梗阻、肝病变等

注：由于所用的试剂和仪器不同，各家医院的正常参考值可能存在差异。

及肝脏纤维化的程度。但是，很多人对于肝脏活检存有恐惧之心，害怕因此对肝脏造成更大伤害。

其实，组织病理学检查在肝衰竭、分类及预后判断上具有重要价值，但由于肝衰竭患者的凝血功能严重降低，实施肝穿刺具有一定的风险。肝衰竭时（慢性肝衰竭除外），肝脏组织学可观察到广泛的肝细胞坏死，坏死的部位和范围因病因和病程不同而不同。按照坏死的范围及程度，可分为大块坏死（坏死范围超过肝实质的2/3）、亚大块坏死（约占肝实质的1/2～2/3）、融合性坏死（相邻成片的肝细胞坏死）及桥接坏死（较广泛的融合性坏死并破坏肝实质结构）。

在不同病程肝衰竭肝组织中，可观察到一次性或多次性新旧不一肝细胞坏死的病变情况。

慢性乙型肝炎的肝组织病理学特点是：明显的汇管区炎症，浸润的炎症细胞主要为淋巴细胞、少数为浆细胞和巨噬细胞；炎症细胞聚集常引起

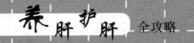
汇管区扩大，并可破坏界板引起界面肝炎，又称碎屑样坏死。汇管区炎症及其界面肝炎时呈慢性乙型肝炎病变活动及进展的特征性病变。小叶内肝细胞变性、坏死，包括融合性坏死和桥接坏死等，随着病变加重而日趋显著。肝细胞炎症坏死、汇管区及界面肝炎可导致肝内胶原过度沉积，肝纤维化及纤维间隔形成。如进一步加重，可引起肝小叶结构紊乱，形成假小叶并进展为肝硬化。

原发性肝癌可见肝内出现占位性病变，可分为单纯块状型、融合块状型及多块状型。

肝活检病理学检查的适应证和禁忌证

适应证	禁忌证
慢性肝炎的分级和分期； 原因不明的肝功能损害、肝内胆汁淤积、肝脾大的诊断； 脂肪肝肝病的鉴别诊断； 明确药物与中毒性肝病的诊断； 肝移植后肝脏情况的评估； 药物治疗及安全性的评价； 不明原因发热、多系统浸润性疾病、肝脏肉芽肿性疾病的鉴别诊断	禁用于不愿或不能合作的患者； 有明显腹水者，一般采用经静脉肝活检； 影像学提示存在肝脏大血管病变者，一定要在实时超声引导下进行； 存在出凝血指标异常者，要权衡活检的利弊

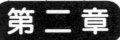

第二章

调

理顺肝脏百病消

　　肝脏作为一个沉默的器官，属于极度"任劳任怨型"，但如果一个人长期忽视自身的行为或周围环境对肝脏的损害，那么总有一天肝病就会在你不经意间暴露出来。这就是所谓种什么样的因，就结什么样的果。

　　健康身体离不开合理的营养素，营养素是指能被人体吸收及增进健康的、具有一定生理功能的食物基本单位，是人类赖以生存的物质基础。人体每天需要从膳食中获得一定量的各种必需营养素，只有摄入量和消耗量达到平衡状态时，才有助于人体健康。

肝脏也有爱与恨，
这些生活习惯最损肝

俗话说"没有无缘无故的爱，也没有无缘无故的恨"，爱恨都是长期结果的积累，疾病亦是如此。肝脏作为一个沉默的器官，属于极度"任劳任怨型"，但如果一个人长期忽视自身的行为或周围环境对肝脏的损害，那么总有一天肝病就会在你不经意间暴露出来。这就是所谓种什么样的因，就结什么样的果。

不良的生活习惯对肝脏的损害特别大，虽然每个人吃的、喝的都不一样，但总结起来常见的有以下几种共性。

◇ 1.酒精凶猛，酗酒者罹患脂肪肝的风险比常人高5倍

饮酒人群中一部分酗酒者或饮酒过量的人群会出现酒精相关健康问题，其中酒精性肝病是酒精所致的最常见的脏器损害。小酌怡情，大饮伤身。酒精对肝脏的损害最初可出现轻症酒精性肝病，肝脏生物化学指标、影像学和组织病理学检查基本正常或轻微异常；之后会发展为酒精性脂肪肝，如果依旧坐视不理，可发展为酒精性肝炎，长年累月的持续炎症则可引起肝组织产生纤维化和肝硬化或晚期肝病，而这些均是导致肝衰竭的因素。

有统计发现，每天饮酒超过80~160g，脂肪肝的发生率增长5~25倍。对长期酗酒者进行的肝穿刺活检发现，高达75%~95%的酗酒者的肝脏内有脂肪浸润。

一般来说，一个人的饮酒史持续超过5年，男性折合酒精量≥40g/d，女性≥20g/d，或2周内有大量饮酒，折合酒精量>80g/d，酒精性肝病发病率明显升高[折合酒精量（g）=饮酒量（mL）×度数（%）×0.8]；空腹饮用白酒和混合饮用多种酒类可使酒精性肝病的发病率明显增加，而单纯饮用

啤酒等有色酒者，酒精性肝病发病率较低；女性对酒精引起的肝毒性更敏感。

酒精换算表

酒类	25g酒精	15g酒精
啤酒	750mL	450mL
葡萄酒	250mL	150mL
38度白酒	75g	45g
52度白酒	50g	30g

每月饮酒多于2次或经常豪饮者，可以通过密西根酗酒调查问卷来评估自己是否存在饮酒相关的问题。

密西根酗酒调查问卷

问题	是（分值）	否（分值）
你认为自己的饮酒习惯正常吗	0	2
你曾有过头天晚上喝酒，第二天醒来想不起前晚经历的一部分事情吗？	2	0
你的配偶、父母或其他近亲曾对你的饮酒感到担心或抱怨吗？	1	0
当你喝了1~2杯酒后，你能不费力就可控制自己不再喝了吗？	0	2
你曾对饮酒感到内疚吗？	1	0
你的亲友认为你饮酒的习惯正常吗？	0	2
当你打算不喝酒的时候，你可以做到吗？	0	2
你参加过戒酒的活动吗？	5	0
曾在饮酒后与人打架斗殴吗？	1	0

续表

问题	是（分值）	否（分值）
你曾因饮酒问题而与配偶、父母或其他近亲之间产生矛盾吗？	2	0
你的配偶（或其他家庭成员）曾为你饮酒的事情而求助他人吗？	2	0
你曾因饮酒而导致与好友分手吗？	2	0
你曾因饮酒而在工作、学习上出问题吗？	2	0
你曾因饮酒在工作中受到过处分、警告或被开除吗？	2	0
你曾连续两天以上饮酒而不去工作或不照顾家庭吗？	2	0
你经常在上午饮酒吗？	1	0
医生曾说你的肝有问题或有肝硬化吗？	1	0
在大量饮酒后，你曾有过震颤、谵妄或幻听、幻视吗？	2	0
你曾因为饮酒引起的问题去求助他人吗？	2	0
你曾因为饮酒引起的问题而住过院吗？	2	0
你曾因为饮酒引起的问题而在精神院或综合医院精神科住过院吗？	2	0
你曾因饮酒导致的情绪问题而求助于精神科医生、社会工作者、心理咨询人员吗？	0	2
你曾因饮酒后或醉后驾车而被拘留吗？如果有，一共有几次？	每次2分	0
你曾因其他的饮酒行为而被拘留几小时吗？如果有，一共有几次？	每次2分	0

　　注：总积分在3分以下，无饮酒相关问题；4分为可疑酒精依赖者；5～12分为酒精依赖症；12分为严重酒精依赖症。

◇ 2.饮食不规律，营养不均衡

健康身体离不开合理的营养素，营养素是指能被人体吸收及增进健康的、具有一定生理功能的食物基本单位，是人类赖以生存的物质基础。人体每天需要从膳食中获得一定量的各种必需营养素，只有摄入量和消耗量达到平衡状态时，才有助于人体健康。

营养素的摄入关键在于合理，过多或过少摄入，都不利于人体健康。一个人如果长期处于饥饿状态，机体无法获得必需的葡萄糖这一能量物质，及各种脂肪燃烧时所需要的氧化酶类，为了弥补体内葡萄糖的不足，机体就会将其他部位储存的脂肪、蛋白质动用起来转化为葡萄糖。这些被动用起来的脂肪和蛋白质要通过肝脏这一"中转站"转化为热量。大量的脂肪涌入肝脏，但机体又缺少脂代谢时必需的酶类和维生素，导致脂肪在肝脏滞留，造成脂肪肝。这也给过度节食减肥者敲了一个警钟，长期采取节食减肥，当心患上脂肪肝。

相反，如果一个人长期暴饮暴食，大量摄入高蛋白、高脂肪食物，会超出肝、肾处理氨的能力，产生氨中毒，毒害中枢神经。

此外，重口味的人也容易损伤肝脏。因为人体摄入的盐分会通过肝肾代谢，摄入量太多就会超过肝肾的代谢承受力，加重心血管压力，血压越高，则肝肾血流量越少，肝肾功能损害越大，容易引发各种慢性疾病。

人体必需的营养素及其膳食成分

必需的营养素	宏量营养素	蛋白质、脂肪、碳水化合物、水
	常量元素	钙、磷、钾、钠、镁、硫、氯
	微量元素	碘、锌、铁、硒、铜、铬、锰、钼、钴
	维生素	维生素A、维生素B_1（硫胺素）、维生素B_2（核黄素）、维生素B_6、维生素B_{12}（钴胺素）、维生素C、维生素D、维生素E、维生素K、叶酸、生物素、烟酸、胆碱、泛酸
其他膳食成分		膳食纤维、番茄红素、植物甾醇、原花青素、姜黄素、大豆异黄酮、叶黄素、花色苷

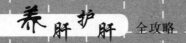

当心病从口入，这些食物是肝脏的"大敌"

食物种类	致病因素
发霉食物	花生、大豆、米、面粉、植物油等发霉后，可产生黄曲霉毒素，这是一种强烈的致癌物质，让肝癌的患病风险倍增
高脂肪高胆固醇食物	长期摄入高脂肪、高胆固醇食物，由于食物中缺乏蛋白质和某些维生素，导致肝内脂肪消化、排泄产生障碍，最终造成脂肪在肝内堆积
甜食甜饮料	人体几乎所有的细胞均能吸收葡萄糖，但只有肝脏可以处理果糖，如果长期超量食用果糖，肝脏就会变得不堪重负，遭受不可弥补的损害
烧烤腌制食物	烧烤食品会产生致癌物质"多环芳烃"，这是公认的化学致癌物；腌制食物盐分高，且多含有防腐剂，增加肝脏代谢负担
反式脂肪酸	烧烤食品、薯条、预包装点心和微波炉爆米花以及油炸食物均含反式脂肪，大量食用反式脂肪酸不但增加罹患心血管疾病的风险，还容易导致肝脏代谢异常

◇ 3.压力过大或心情沮丧

中国传统医学数千年来始终认为，人体多数的脏器与情感有关，比如《黄帝内经》中有"怒伤肝、喜伤心、忧伤肺、思伤脾、恐伤肾"的说法，人难免有七情六欲，但如果难以控制，过悲过喜则对身体健康不利。肝的生理特点是喜欢舒畅、愉悦的情绪，而不喜欢抑郁、烦闷。抑郁、暴怒最易伤肝，导致肝气郁结或肝火旺盛的病理变化。

心情抑郁还会影响人体的免疫功能，让免疫力降低，癌细胞会乘虚而入。

所以，要想肝脏健康，一定要学会控制自己的情绪，学会释放压力，不要所有问题都自己扛，尽力做到心平气和、乐观开朗。

◇ 4.缺乏运动

超重、肥胖是肝脏疾病的高危因素之一，而引起超重和肥胖的主要原因之一就是缺乏运动。运动可使脂肪堆积减少，使体重下降；运动也可以减少血管中的脂质沉积，使动脉粥样硬化的状况得到改善。

临床调查发现，绝大多数脂肪肝患者习惯久坐，有些患者甚至从来不参加体育锻炼。人体主要通过体力活动来消耗多余的热量，没有被消耗的热量会转化为脂肪储存在体内。在肥胖的成因中，活动过少比摄食过多更重要。当脂肪沉积于皮下时，表现为肥胖，当脂肪堆积在肝脏时，就出现了脂肪肝。

现实生活中会有一部分人运动之后体重不减反增，其原因可能为运动消耗的热量不足，其次可能为运动后又摄入了更多的热能物质。因此我们在坚持运动的同时，也要合理控制饮食，才能真正做到有效控制体重。运动量不能过小达不到应有的热能消耗，达不到减肥目的，运动的时间也不能过少，每次锻炼不能低于30分钟。

◇ 5.饮水不足

肝脏是人体最大的解毒器官，几乎体内所有的毒素都要经过它来代谢，并排出体外。这个过程需要大量的水，水有助于加快新陈代谢速度、排出体内的杂质与毒素，如果体内水分不够，就会加重肝脏的解毒负担。

人体对水的需求量主要与年龄、环境温度、身体活动等因素有关。一般来说，健康成年人每天需要水2500mL左右，这个量包括饮用水、食物中的水分以及体内代谢的水。根据中国营养学会的推荐，在温和的气候条件下，一个成年人应每天饮用1500～1700mL的水。在高温或者运动量大的情况下，更要适当增加饮水量。这里的水最好是白开水，长期饮用各种含糖饮料对健康不利，容易导致身体发胖、龋齿、血糖升高等。

在日常生活中，要养成主动喝水的习惯，不要等到口渴的时候才喝水，因为口渴就意味着体内已经极度缺水了。早晨起床宜空腹喝一杯白开水，有利于清理肠胃和稀释血液，因为经过一夜的睡眠，人体处于极度缺水的状态。水的温度不要太烫，30℃左右即可，长期喝太烫的水容易损伤口腔和咽喉黏膜，增加罹患食管癌的风险。

饮水时间要分布在全天，不要过于集中于某个时段。饮水方式要少量多次，不要一次性喝大量的水，特别是在吃饭之前，暴饮会冲淡胃液，影响食物的消化和吸收。

判断自己的身体是否缺水，以口渴和少尿为依据，当出现这两个信号时，说明身体已经缺水了。另外，尿液呈深黄色也是身体缺水的信号。

体内缺水程度与相应症状

体重下降程度/%	症状
1	开始感到口渴，影响体温调节功能，并开始对体能发生影响
2	重度口渴，轻度不适，压抑感，食欲减低
3	口干，血浓度增高，排尿量减少
4	体能减少20%～30%
5	难以集中精力，头痛，烦躁，困乏
6	严重的体温控制失调，并发生过度呼吸导致的肢体末端麻木和麻刺感
7	气温高时锻炼可能发生晕厥

◇ 6.吸烟

吸烟有害健康，很多疾病就是通过吸烟而引起的。一项研究发现，吸烟在所有肝癌致因中占1/2。由于吸烟可致人体吸入有害的化学物质，增加其氧化应力，对机体造成的应力最终可传至肝脏，不仅损害肝细胞，而且损害人体整个系统的细胞。

香烟中含有尼古丁和一氧化碳，可刺激交感神经释放儿茶酚胺，导致血浆游离脂肪酸水平升高，而游离脂肪酸又可被肝脏和脂肪组织摄取而合成三酰甘油。并且，儿茶酚胺能促进脂质从脂肪中释放出来，由此，吸烟可导致血液中三酰甘油水平更高。这方面，即使被动吸烟者也难以幸免。

因此，为了肝脏的健康，吸烟者最好戒烟，不吸烟者也不要长期待在吸烟的环境里。

◇ 7.熬夜

"药补不如食补，食补不如睡补。"对身体来说，熬夜就是一剂慢性"毒药"，长时间的熬夜能危害人的全身，导致内分泌紊乱，降低全身免疫力，很多疾病会乘虚而入。

从体内生物钟的角度来说，晚上11点到凌晨3点是人体胆、肝经排毒的最佳时机，这一时期保持充足的睡眠有利于促进肌肤活力。如果在这一时期加班熬夜、泡吧喝酒，必然会影响两个器官的代谢功能，进而导致内分泌功能紊乱，表现在面部就是容易出现皮肤粗糙、面色偏黄、黑斑和青春痘等问题。

长期熬夜会慢慢引起失眠等，随之出现脾气暴躁、容易发怒、焦虑不安、记忆力减退等神经、精神症状。现代研究表明，熬夜的女性得卵巢癌的概率比按时睡觉的人高49%。

睡眠占人生1/3的时间，是恢复体能最有效的方法之一，能促进身体各组织器官的生长发育和自我修复。只有睡好觉，才能养足力气，以更加饱满的"机体"对抗疾病。建议每晚最好10点以前睡觉，既给身体排毒，又能提高免疫力。长时间做"夜猫子"还容易导致身体发胖，这也是由于体内生长激素分泌不足所致。生长激素在晚上分泌最多，特别是23:00～次日2:00之间最旺盛，尤其是入睡90分钟左右分泌最多。

从古至今，当一个人生病的时候，医生在诊疗之后常会叮嘱患者要卧床休息，不要走动。这是因为，睡眠是最好的机体修复方式，作为身体的一部分，肝脏也一样需要休息。所以要想留住健康的肝脏，早睡很重要！

◇ 8.不安全的性行为

有的肝病（乙肝、丙肝）可通过性行为传播，不安全的性生活，特别是与多名性伴侣交往给肝脏造成的健康威胁远超出人们的想象。

肝炎患者在过性生活方面要慎重，对自己和"另一半"都要负责。

由于乙肝病毒可通过唾液、精液、阴道分泌物、血液等传染给配偶，配偶应注射乙肝疫苗使机体产生抗HBs而具有免疫力以防止感染。性生活时提倡使用避孕套。

罹患肝病的患者要注意性生活的时间选择，不论何种肝炎，在急性期都不宜过性生活。一方面是为了避免通过性接触传播肝炎，另一方面是性生活会造成血压升高、呼吸急促，使肝脏缺氧，这无疑会影响肝病的康复，甚至使病情急剧恶化。

◇ 9.忽视肝功能检查

要提前发现潜在的疾病信号，定期对身体进行检查是最有效的手段。到专门的体检机构进行体检时，有的人由于经济条件的限制或者怕麻烦等因素，仅挑选常规检查项目中的几个项目进行检查，有时候这样的检查结果因为数据太少，并不能完全反映出一个人真正的健康状况，这样的体检实际上做了等于白做。

在常规的体检中，一定不要缺少肝功能检查，特别是肝病高危人群。因为肝脏属于"沉默的脏器"，几乎不会出现自觉症状，病情会在不知不觉中恶化。正是因为如此，为了维护肝脏的健康，最佳的方法是定期给肝脏做一个肝功能检查，有病治病，无病预防。医学实践证明，40岁以上的男性在肝癌患者中所占比例较高，所以40岁后的中年人尤其男性应每年做肝功能等检测。饮食不规律以及经常饮酒的人，容易得脂肪肝和酒精肝，此类人群也应该定期做肝功能检查。

肝功能检查和乙肝五项是两种不同的检查，乙肝五项代表的是体内病毒的感染情况，而肝功能代表了肝脏损害的状况。

肝功能检查大致可分为"血液学检查"和"形态学检查"。血液学检查就是通过化验血液来检查肝脏的受损情况，这种检查很有效，适合大多数人。

◇ 10.长期暴露或生存在有毒的环境中

随着社会的进步与人们生活水平的提高，化学品与人们的日常生活联系得越发紧密。化学品在带给人们方便的同时，由于使用管理不当，也会对环境造成污染，给人类健康带来危害。如果长期生活在有毒化学品暴露的环境中，饮用或食用了被污染的水或食物，都会引起肝脏的损害。

黄磷、砷、锑、铅、铜、汞、苯、四氯化碳、氯仿、滴滴涕、三硝基甲苯、二硫化碳、二硝基酚、二氯乙烷、四氯乙烯、硼酸盐、铬酸盐、铊化物、铀化物等工业毒物可以经过皮肤、消化道或呼吸道进入人体诱发肝损害，除了可引起肝细胞脂肪变性外，还伴有肝细胞坏死，病变轻重不等，严重者甚至可导致急性肝肾衰竭。

此外，自然界的一些植物、真菌、细菌及其代谢产物，可通过皮肤、呼吸道、消化道进入人体对肝脏产生毒性作用，引起肝细胞坏死。常见的有黄曲霉毒素、毒蘑菇等。

要想肝脏好，动静结合少不了

养身重点在"动"，养心重点在"静"，动与静结合可消除浮躁情绪，改善身体新陈代谢，让内脏器官得以调整，精力更加旺盛。

在动方面，肝病患者要选择适合自己身体和年龄的运动，不要急于求成。由于选择了不适合的运动，在运动中病倒或猝死者不在少数。

急性肝炎尤其是有重症化倾向者早期应卧床休息，症状减轻后可少量活动但要控制活动量。最好在饭后能安静休息1～2小时，使血液集中于胃、肝、肠部，以利于肝脏血液循环。已婚的患者要酌情控制性生活频度，育龄妇女不宜怀孕，以利肝脏恢复。肝功能基本正常后，可适当增加活动。

年龄大的人在运动时切忌过度、过急，运动时用力过猛危害很大。步行、慢跑、太极等是适合老年人的运动，练书法、绘画也是适合老年人的动静结合的运动形式。

在静养方面，主要是保持充足的睡眠，不要熬夜。

人体最佳作息时间

最佳起床时间：5～6点。

最佳饮水时间：晨起后饮水200mL，10点、15点各饮200mL，餐前1小时饮水200mL有助于消化，睡前半小时饮水200mL，有助于补充体液。

最佳工作学习时间：8点～10点，大脑思维能力最强，工作效率高；15点～16点反应灵敏，适合体力劳动；20点～21点记忆力最佳，适合用脑工作。

最佳午休时间：中午进餐半小时后，大约13点～13点半。

最佳锻炼时间：上午9点以后，下午16点以后。

最佳减肥时间：餐后1小时，快速散步30分钟效果较好。

最佳刷牙时间：餐后5分钟到10分钟内刷牙，能清除口腔内的细菌和食物残渣。

最佳吃水果时间：以两餐之间吃水果最佳，既能减少饥饿感，又能补充营养。

最佳喝牛奶时间：临睡前喝牛奶，既能镇静安眠，又能补充营养。

最佳睡眠时间：人的生物钟低潮期从22点～23点开始，所以宜在21点～22点之间睡眠。

充足睡眠养肝脏

人体在睡眠过程中会进入自我修复模式，经常熬夜既导致睡眠不足，身体抵抗力下降，又会影响肝脏夜间的自我修复，久而久之，肝脏便会亮起"红灯"；而对于那些已经感染了肝炎病毒的人群来说，长期睡眠不足则会加重病情。

◇ 卧，则血归肝

中医上有"卧，则血归肝"的说法，说的是人体在躺卧时血液较多地流向肝脏。西方医学也证实，人在躺下时回流肝脏的血液要比站立时多。想要养肝，最好的办法就是"睡"。不仅要"睡着"，还得"睡好"。睡眠质量不好，就会造成肝火上升。所以，为了肝脏的健康，不光夜间睡眠要充足，中午有条件的话也可以躺着小睡一会儿，这能让肝脏得到休憩，进而起到清除疲劳的效果。

长期失眠对身体的影响显而易见，最明显的就是影响工作和学习，记忆力减退，思维能力下降，工作效率降低。严重者还会导致人体的免疫力下降，引发多种慢性病及抑郁、焦虑等心理疾病的发生，还可能出现轻生的念头。

青少年睡眠不足会影响身体发育，中年人长期失眠会情绪不稳、焦躁易怒、食欲不振；妇女长期睡眠不足会加速衰老、面容憔悴、月经不调、加重更年期症状；老年人长期睡眠不足会导致心脑血管疾病加重以及诱发其他疾病。

在一项大型的研究中，研究人员追踪了100万人在6年里的睡眠模式，平均每晚睡7～8小时的死亡率最低，睡眠不足4小时的人死亡率较前者高出2.5

倍，而睡眠超过10小时的人死亡率相比睡7～8小时的高。也就是说，睡眠不足或睡眠过量都会增加死亡的风险。

◇ 改善睡眠的方法

1.睡眠要按照自己的生物钟准时进行，按时睡觉、起床，不要睡懒觉，也不要过早上床休息。晚上，一般9～11点之间上床，白天6～8点起床。夜间失眠者不建议午睡过长，一般半小时足矣。很多失眠患者企图通过增加卧床时间来增加睡眠的机会，但常常事与愿违，反而使睡眠质量进一步下降。

2.把卧室当做睡觉的专用场所，临睡前排除一切干扰。睡前至少1小时内不做容易引起兴奋的脑力劳动或观看容易引起兴奋的书籍和影视节目。现在随着智能手机的普及，不少人喜欢在床上玩手机，这不但不利于睡眠，更影响眼睛和颈椎。

3.创造良好的睡眠环境，卧室避免强光、噪声，温度适宜，不要放闹钟，选择合适的床具。

4. 睡前数小时（一般下午4点以后）避免接触兴奋性物质（咖啡、浓茶或香烟等）；晚餐或者睡前不要饮酒，酒精可干扰睡眠。

5.适度锻炼。白天定时适量的体育运动有助于睡眠，但睡前应避免剧烈运动。

6.调整情绪。失眠患者常对失眠本身感到恐惧，过分关注失眠的不良后果，常在临近睡眠时感到紧张、担心睡不好，这些焦虑情绪使睡眠进一步恶化，失眠的加重又反过来影响患者的情绪，两者形成恶性循环。失眠患者要保持合理的睡眠期望，不要把所有的问题都归咎于失眠，不要过分关注失眠，保持自然入睡，避免过度主观的入睡意图（强行要求自己入睡）。

◇ 睡眠依四季而定

一年有春、夏、秋、冬四季之分，春温、夏热、秋凉、冬寒是自然规律。生活在自然中的人，只有顺应自然才能健康地生存。人们的就寝与起床时间同样如此，不可违背自然规律。

在《黄帝内经·素问·四气调神大论》中说道，"春三月"要"夜卧早起，披发缓行"；"夏三月"要"晚卧早起，无厌于日"；"秋三月"要"早卧早起，与鸡俱兴"；"冬三月"要"早卧晚起，无扰乎阳"。

依旧是在《黄帝内经·素问·四气调神大论》中，当论述到一年四季应如何遵循就寝与起床时间之后的养生之道时说："圣人春夏养阳，秋冬养阴，以从其根……逆之则灾害生，从之则苛疾不起，是谓得道。"这段话的意思是说懂得养生之道的人，在春天和夏天养护阳气，秋天和冬天养护阴气，以顺从养生之道的根本。假若违反了这个根本，生命就得付出代价，就要发生疾病；如果能顺从它，疾病就不会产生，这就叫做四季睡眠养生法则。

春季是万物推陈出新的季节。人们应该入夜即睡觉，早一些起床，到庭院中散散步，披开头发，舒展形体，使情志活泼，充满生机。春季困倦是一种生理现象，不必惧怕，只要调整好了，这种现象就会自然消失。不过，此时还要切忌"恋卧"，睡眠过多会使新陈代谢减慢，气血运行不畅，不利浊气排出。

夏季是万物繁荣秀丽的季节。人们应该晚些睡觉，早些起床，应该精神愉快，不要发怒，使体内阳气能够向外宣发，这就是适应夏天的调养。

秋季要早睡早起，像雄鸡一样，天黑就睡，天亮就起，使意志安逸宁静，来缓和秋天肃杀气候对人体的影响。不让意志外驰，使肺气保持清静，如果违反了，就要损伤肺气，到冬天容易生泄泻病。

冬季是万物生机潜伏闭藏的季节，人们不要扰动阳气，应该早些睡觉，晚些起床，最好等到日出再起，使意志好像埋伏般安静，避严寒，保温暖，不要使皮肤开泄出汗。否则，就会损伤肾气，到来年夏天，就容易发生痿厥之病。另外，睡觉还要避免"倦欲卧而勿卧，醒欲起而勿起"。

一天12时辰养生指南

时辰	养生指南
子时（23点到次日1时）	胆经最旺，此时是人体造血的关键时刻。肝胆属木，木生火。应该在11点前休息睡觉，忌熬夜，以免胆火上逆，引发失眠、头痛、忧愁易思等症状
丑时（1点到3点）	肝经最旺，肝脏在人体睡觉的时候回流血量最大，能很好地进行蛋白质、脂肪、碳水化合物以及血脂代谢和解毒工作。此时要精神愉悦地入眠，避免过度压抑导致气血不调
寅时（3点到5点）	肺经最旺，肺属金，金旺必然是火弱，这一时段人体体温最低，血压最低，脑部供血极少。此时，值夜班的人容易出差错，重病患者更易死亡，也最容易发生心脑血管疾病（卒中、心肌梗死等）。如果在寅时经常醒来，就是气血不足的表现，要加以注意。老年人要慢慢起床，减少早晨晨练
卯时（5点到7点）	大肠经最旺，是肠道清理粪便的时间，要及时排便，以免引起便秘。这一时期血气流入大肠，最适宜喝杯温白开水，然后排便。如果在此时进食早餐，可以选择香蕉、苹果类的酸味、高纤维果蔬
辰时（7点到9点）	胃气最旺，对食物的吸收利用率最高，并且已经饿了一个晚上，此时要把早餐吃好
巳时（9点到11点）	脾脏活跃度最强，适宜舒缓的运动，保持体内充足的水分。坐时可两腿并拢用力挤压大腿内侧的脾经，活动大趾。脾功能好，消化就好，血液的质量就好，人体的嘴唇红润，反之则嘴唇发白、发暗
午时（11点到13点）	心经最旺，心属火，心脑血管疾病容易发作，所以此时是养心的时间。午餐后可适当午睡，但时间不要太长，以免引起晚间失眠。午睡后要适量运动，疏通周身气血。增强心脏功能
未时（13点到15点）	小肠经最旺，小肠可将水液归入膀胱，糟粕送入大肠，精华输到脾脏。所以，午餐要在13点前吃完，这样小肠才能在其最旺盛的时刻吸收营养物质，故佛家有"过午不食"之说
申时（15点到17点）	膀胱经最旺，此时宜多喝水，及时排尿。这一时段头脑最清醒，适合工作和学习
酉时（17点到19点）	肾经最旺，肾藏生殖之精和五脏六腑之精。此时是工作完毕需要稍事休息的时候，不宜过劳
戌时（19点到21点）	心包经最旺，此时要保持心情愉悦，晚餐不要过多食用油腻食物，餐后要休息或者选择散步等舒缓的运动，不做剧烈运动。可以拍拍手，张开双臂调理一下心包经。此时也是脑神经活跃的时刻，是看书的最佳时间
亥时（21点到23点）	三焦经最旺，三焦经是掌管人体气血运动的要道，也是六腑中最大的脏腑。此时睡眠，可使百脉得到休息。是人体细胞生长最快，也是人类生长激素分泌的时间，错过这段睡眠的"黄金时段"，就会影响细胞的新陈代谢，从而加快衰老

抗炎护肝药物切勿盲目使用，
不遵医嘱很危险

抗炎保肝药物是指具有改善肝脏功能、促进肝细胞再生和（或）增强肝脏解毒功能等作用的药物。这类药目前可分为五大类，其药理大多是促进受损的肝细胞再生，促进肝细胞修复，进而保护肝细胞免于损伤或减轻损伤。不同类型的保肝药有不同的效用，肝病用药有严格的临床指征，每个肝病患者又有各自不同的情况，适合别人的药不一定适合自己用，因此，应根据自己的病情在专业医生的指导下对症用药，切不可自行盲目购买药物服用，任何不遵医嘱的用药都是危险的。

常见抗炎护肝药的种类及特点

药物类型	药物特点
抗炎类药物	此类药物主要是甘草酸类制剂，代表药物为异甘草酸镁注射液、甘草酸二铵肠溶胶囊；药理实验证明，该类药品可针对炎症通路，广泛抑制各种病因介导的相关炎症反应，减轻肝脏的病理损害，改善受损的肝细胞功能，对慢性肝炎、药物性肝损伤均有较好作用
肝细胞膜修复保护剂	代表药物为多烯磷脂酰胆碱，所含的多元不饱和磷脂胆碱是肝细胞膜的天然成分，可使受损肝功能和酶活性恢复正常，调节肝脏的能量代谢，促进肝细胞的再生，并将中性脂肪和胆固醇转化成容易代谢的形式；还具有减少氧应激与脂质过氧化、抑制肝细胞凋亡、降低炎症反应和抑制肝星状细胞活化、防治肝纤维化等功能
解毒类药物	代表药物为谷胱甘肽（GSH）、N-乙酰半胱氨酸（NAC）及硫普罗宁等，分子中含有巯基，可参与体内三羧酸循环及糖代谢，激活多种酶，从而促进糖、脂肪及蛋白质代谢，并能影响细胞的代谢过程，可减轻组织损伤，促进修复
抗氧化类药物	代表药物主要为水飞蓟素类和双环醇，其中水飞蓟素对CCl_4（四氯化碳）等毒物引起的各类肝损伤具有不同程度的保护和治疗作用，还能增强细胞核仁内多聚酶A的活性，刺激细胞内的核糖核酸，增加蛋白质的合成；双环醇具有抗脂质过氧化、抗线粒体损伤、促进肝细胞蛋白质合成、抗肝细胞凋亡等多种作用机制
利胆类药物	主要有S-腺苷甲硫氨酸及熊脱氧胆酸，前者有助于肝细胞恢复功能，促进肝内淤积胆汁的排泄，从而达到退黄、降酶及减轻症状的作用，多用于伴有肝内胆汁淤积的各种肝病；后者可促进内源性胆汁酸的代谢，抑制其重吸收，取代疏水性胆汁酸成为总胆汁酸的主要成分，提高胆汁中胆汁酸和磷脂的含量，改变胆盐成分，从而减轻疏水性胆汁酸的毒性，起到保护肝细胞膜和利胆作用

注：据中华医学会感染病学分会、肝脏炎症及其防治专家共识专家委员会《肝脏炎症及其防治专家共识》。

◇ 抗炎护肝药常见的好处

1.能够改善患者的生活质量。大多数患者在对症用药后，肝脏炎症会随之减轻，肝脏的各种功能也会得到恢复，机体的代谢能力加强，患者身体的耐受力和精神也会得以恢复。

2.一定程度降低肝硬化和肝癌的发病风险。抗炎护肝药有助于减轻肝脏炎症，减少纤维母细胞激活，进而延缓肝纤维化。肝纤维化是肝癌的致病因素之一，如果能延缓肝纤维化，肝癌的发生风险也会随之降低。

3.服用疗程固定。由于肝脏的损伤需要一定的时间，与人体免疫应答密切相关，人体免疫应答结束，肝脏细胞破坏也结束。一般肝炎复发期为6个月，护肝治疗最多也为6个月时间，时间固定，所以患者在这方面的花费也比较固定。

◇ 抗炎保肝药的副作用

1.掩盖病情。肝病患者在服用护肝药物一段时间后，伴随着肝脏炎症的逐渐消退，体内肝细胞破坏减少，体内免疫应答能力下降，体内清除病毒能力也下降，而随着转氨酶下降，一段时间后体内病毒水平可能会重新升高，掩盖体内清除病毒的能力。就像发热的患者一直使用退热药，有可能掩盖疾病的进展一样。

2.延误和降低抗病毒疗效。服用护肝药后，体内清除病毒能力随着转氨酶下降而下降，体内免疫反应也下降，对抗病毒治疗效果有着重要影响。因为目前很多抗病毒药起作用，都是依赖体内免疫应答的激活来实现的。

3.不能预防和控制下一次复发。肝炎的复发是由于病毒变异等因素引起，护肝药物仅对体内的炎症控制有效，而对病毒的复制环节基本没有影响。因此肝炎复发与用不用护肝药物没有关系。

4.容易反跳。反跳现象是指长时间使用某种药物治疗疾病，突然停药后，原来症状复发并加剧的现象，多与停药过快有关。控制炎症反应需要一定的时间，另外炎症反应有可能重叠，因此在治疗见效后，过早停用护肝药物，可导致肝脏重新被体内炎症反应攻击而再次出现谷丙转氨酶升高。因此，抗炎保肝治疗药物不可停用过早过快，应在ALT、AST、GGT均恢复正常后才开始缓慢减量，逐步停药。

◇ 抗炎护肝药的适应证

抗炎保肝要有严格的适应证，据中华医学会感染病学分会、肝脏炎症及其防治专家共识专家委员会制定的《肝脏炎症及其防治专家共识》，对于各类急慢性肝脏炎症，血清ALT水平显著升高或肝组织学有明显炎症坏死者，在及时进行病因治疗的同时，应给予适当的抗炎保肝治疗。对于慢性乙肝病毒感染者，当首次出现血清ALT轻度升高时，为了准确判断其是否进入免疫清除期及进行抗病毒治疗，不建议过早进行抗炎保肝治疗，而应监测1～3个月。对于慢性丙型肝炎病毒感染者，只要血清HCV-RNA阳性，且无抗病毒治疗的禁忌证，均应给予规范的抗病毒治疗。其中，对于血清ALT升高或肝组织学显示有明显炎症者，应给予适当的抗炎保肝治疗。对于易引起药物性损伤的各种治疗处理，例如应用抗结核药物及抗肿瘤药物时，通常建议预防性应用抗炎保肝药物。

保肝药物不是用得越多越好，而应根据患者不同的病因、病期和病情，针对性地选择2～3种联用。如甘草酸类制剂和抗氧化剂分别作用于炎症因子产生前、后的各阶段，两药配合使用一方面可减少炎症因子的继续产生，避免肝损伤的继续加重；另一方面可中和已产生的炎症因子，减轻已造成的损害。

抗炎保肝药物使用原则

1.对于抗炎保肝药应按照循证医学的原则选用，以提高疗效。如甘草酸及其衍生物具有肾上腺皮质激素样作用，可轻度抑制免疫，抗炎保肝，在机体炎症、免疫反应较重时可考虑优先使用。

2.不宜同时应用过多特别是同类抗炎保肝药物，以免加重肝脏负担及药物间相互作用。

3.大多数药物以口服给入，但部分药物仅有针剂，部分药物则兼而有之，其中部分药物如甘草酸类药两种途径作用有一定差异，故肝衰竭时多以静脉给药为主，对肝炎突发患者常见静脉滴注后改用口服的序贯疗法。

4.用药期间应定期观察患者的症状、体征和肝功能变化，必要时及时调整用药方案。

5.部分药物有一定不良反应，如硫普罗宁可致发热、皮疹等，用于肝衰竭时尤应谨慎并注意。

注：据中华医学会感染病学分会、肝脏炎症及其防治专家共识专家委员会《肝脏炎症及其防治专家共识》。

肝病也需"心药"医，
要学会心理自我调节

　　肝病患者由于病程长，需要经过长时间的治疗。此外，有的肝病还具有传染性，需要和家人或者医护人员、亲朋好友隔离，这些因素叠加会导致患者自身的思想包袱重，有时候难免会出现对治疗甚至对生活失去信心的现象，常常表现出心事重重、忐忑不安、悲观、情绪低落等焦虑情绪。如果长期持续，心理不能得到及时纾解，就会导致患者逐渐封闭自我，心情抑郁。

◇ 抑郁症要积极防治

　　每个人或多或少都会有抑郁情绪出现，区别是时间的长短和抑郁的程度。抑郁情绪如果长时间没有排解，那么就变成了抑郁症。据世界卫生组织统计，全球约有3.4亿抑郁症患者。当前抑郁症已经成为世界第四大疾病，预计到2020年可能将成为仅次于心脏病的人类第二大疾患。

　　导致抑郁症的原因很多，最好的预防方法是调整好心态，养成健康的生活习惯，一旦发现自己长时间情绪不高、失眠焦虑、自卑感强烈，就应该及时就诊。

　　抑郁发作以心境低落为主，与其处境不相称，可以从闷闷不乐到悲痛欲绝，严重者可出现幻觉、妄想等精神病性症状。抑郁症的诊断标准以心境低落为主，并至少有下列项中的4项：兴趣丧失、无愉快感；精力减退或疲乏感；精神运动性迟滞或激越；自我评价过低、自责或有内疚感；联想困难或自觉思考能力下降；反复出现想死的念头或有自杀、自伤行为；

睡眠障碍，如失眠、早醒，或睡眠过多；食欲降低或体重明显减轻；性欲减退。

治疗抑郁症主要是药物治疗加心理治疗。抗抑郁药能有效解除抑郁心境及伴随的焦虑、紧张和躯体症状，有效率为60%～80%。在抑郁症治疗方面，很多人错误地认为，抑郁症是心病，"心病还需心药医"，从而排斥药物治疗。其实抑郁症特别是重症抑郁症的患病因素中，生物学因素大于心理社会环境因素，抗抑郁药治疗会有很好的疗效。但是应该在医生的指导下，坚持足量足疗程治疗的原则。

轻微的抑郁症患者不用药物即可自愈，而中度或重度抑郁症患者则可能需要药物治疗以及更专业的心理治疗（如行为激活、认知行为疗法和人际心理疗法等）。

目前常见的抗抑郁西药有阿米替林和多塞平，这两种药适用于各种类型不同严重程度的抑郁障碍。严重心、肝、肾病患者禁用。对于伴有精神病性症状的抑郁发作可适当予以抗精神病药治疗。

◇ 中药调理

中医认为，每天心情郁闷的人属于肝气郁结，体内肝血不足，而脾气暴躁的人属于肝阳上亢。肝血不足的人可以用玫瑰花、玳玳花、合欢花泡水，这样可以疏肝解郁，另外，吃大枣或桂圆可以养肝血。肝阳亢盛体质的人除了避免吃过于辛辣的食物外，还需要清肝火，比如泡菊花茶、吃薄荷以及用决明子通便都有助于去火清肝。

黄芪、丹参、枸杞子、白芍等中药材对肝脏也有很好的保健作用。如黄芪属甘温之品，大补元气，是补肝气、升肝气的绝佳之品，适合肝气虚、肝气升发不及的人群。枸杞子甘平，具有养肝、滋肾、润肺的功效，主要用于治疗肝肾阴亏、腰膝酸软、头晕、健忘、目眩、目昏多泪、消渴等病症。五味子能益气强肝、增进细胞排除废物的效率、供应更多氧气、营造和运用能量、提高记忆力，有良好的保肝、护肝作用。

◇ 积极化解心情郁结

除了规范地接受治疗，对抗抑郁症还少不了自身积极地预防。

1. 凡事不钻牛角尖。性格内向敏感的人思虑过多，操心烦神，心理负担重，对人对事喜欢钻牛角尖，盯着劣势不放，往往气愤不已、难以释怀，对生活的不满和抱怨也相对较多；而开朗的人则活得较为自在，自我调节能力也较好。因此，如果肝病患者平时喜欢钻牛角尖，一定要意识到自己的思维方式需要调整，然后进行一些有意识的锻炼。

2. 多结交朋友。广交朋友可以给自己带来快乐，也在某种程度上给自己带来帮助。遇到不顺心的事情不要憋在心里，自己一个人扛，可以找朋友聊一聊，即便仅仅是发一顿牢骚，也能让你及时从坏情绪中解脱出来。

3. 培养多种爱好。当心情郁闷的时候，不妨放下手中的工作，去做做自己喜欢的事情。如果你热爱运动，就出去跑步、游泳、打篮球，让汗水冲刷掉自己的坏情绪，顺便还可锻炼身体。

4. 学会管理自己的情绪。因为情绪失控，很容易伤到身边的朋友和家人，也会让自己陷入一种纠结和懊悔的心态。当你生气想发火的时候，不妨先冷静一下，从1数到10，给自己10秒的缓冲时间，之后你的火可能就没那么大了。当你伤心想哭的时候，可以试着深呼吸，调整自己的呼吸和心跳，慢慢地平静下来。当然，转移自己的注意力，做一些喜欢的事情也是情绪管理的一种方式。

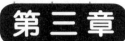

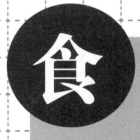

第三章

吃对了养肝保命

目前，肝病患者的营养状况大致呈两极化的态势：一方面是早期肝病患者，因为营养过剩导致肥胖、脂肪肝、高脂血症等；另一方面是晚期肝病患者由于不思饮食、恶心呕吐等，出现消瘦、乏力、低蛋白等营养不良症状。

饮食是人类赖以生存的物质基础，是人体能量的来源。现在，人们的物质生活越来越丰富，能吃到的饮食种类也越来越多，但吃得多并不意味着吃得就好、吃得健康。如果不从自身实际出发，不从食物的营养成分考虑，盲目照单全收，有可能吃出问题、吃出疾病来。

养护肝脏的饮食禁忌，
吃出健康是关键

人是铁，饭是钢，一顿不吃饿得慌！饮食是人类赖以生存的物质基础，是人体能量的来源。现在，人们的物质生活越来越丰富，能吃到的饮食种类也越来越多，但吃得多并不意味着吃得就好、吃得健康。如果不从自身实际出发，不从食物的营养成分考虑，盲目照单全收，有可能吃出问题、吃出疾病来。

就肝脏健康方面来说，在日常的饮食中要注意以下禁忌。

◇ 忌辛辣

中医讲究五味均衡，认为"多食咸味，容易伤心；多食甜味，容易伤肾；多食辛味，容易伤肝；多食苦味，容易伤肺；多食酸味，容易伤脾"。这是因为，辛辣食物易引起消化道生湿化热，湿热夹杂，肝胆气机失调，消化功能减弱。故肝功能不正常的人应尽量避免食用辛辣食物。健康的人也应该少吃辛辣食物。常见的辛辣食物有辣椒、姜等。

◇ 忌高脂食物

高脂食物是指油脂含量高的食物，常见的有油，其成分就是各种饱和脂肪酸和不饱和脂肪酸。其中动物性脂肪含饱和脂肪酸最多，室温下这些脂肪是固态膏状的，加热后变成液体，在肥肉、动物内脏、禽皮、奶油里含量较高；含不饱和脂肪酸较高的有植物油（橄榄油、茶油、菜籽油、玉米油、葵花子油等）和鱼油，在室温下为液态。

高脂食物往往香味浓郁，但它们容易氧化酸败，同时产生大量脂质过氧化物，并在体内促发自由基链反应，导致机体氧化损伤。研究发现，高脂肪食物中的脂质会激活免疫细胞，并迁移至肝脏，与肝组织中的细胞作用，引发一系列肝病。

有的人迷信"吃啥补啥"的说法，认为吃动物的肝脏对自身的肝脏也有益处。在中式菜系中关于动物肝脏的菜肴不少，比如溜尖肝、炒鸡杂、炒肝等。其实，动物肝脏虽然蛋白质含量较高，但胆固醇、嘌呤含量也很高，食用后会加重肝脏负担，引起不良后果。对于健康人群来说，偶尔吃一次还可以，但不要过量。对于有肝脏疾病等慢性病患者来说，一定要限制内脏类食物。

◇ 高蛋白饮食要依病情而定

对于肝病患者来说，摄入适量的优质蛋白可减少体内蛋白质的分解，促进体内蛋白质的合成，从而维持蛋白质的平衡。不过在肝病活动期、肝

常见食物的脂肪含量（以100g可食部分计）　　单位：g

食物	脂肪含量	饱和脂肪酸	食物	脂肪含量	饱和脂肪酸
黄油	98	52	猪大肠	18.7	7.7
奶油	97	42.8	酱鸭	18.4	5.9
猪肉（肥）	88.6	37	猪舌	18.1	6.2
香肠	40.7	14.8	叉烧肉	16.9	5.1
牛肉干	40	38.1	午餐肉	15.9	5
烤鸭	38.4	12.7	鹅蛋	15.6	4.5
鸭蛋黄	33.8	7.8	鸽子肉	14.2	6.2
猪肉（臀尖）	30.8	10.8	羊肉	14.1	6.2
鸡蛋黄	28.2	6.3	牛舌	13.3	5.7
火腿	27.4	9.2	酱牛肉	11.9	5.5
猪蹄	18.8	6.3	扒鸡	10.7	3.3

病晚期等肝功能明显减退或者有肝性脑病先兆时，则需要严格限制蛋白质的摄入。慢性肝炎患者以及其他病情稳定的较轻的肝病患者就不必过分拘泥于这一原则，而只要能保持营养充分即可。

重症肝炎患者由于胃黏膜水肿、小肠绒毛变粗变短、胆汁分泌失调等，自身的消化吸收功能降低。如果吃太多蛋类、海参、瘦肉等高蛋白食物，会引起消化不良和腹胀等病症。

在常见的食物中，鸡蛋是非常好的蛋白质来源，不过肝病患者在食用鸡蛋的时候要注意少吃蛋黄。因为蛋黄中含有大量的脂肪和胆固醇，而脂肪和胆固醇都需要在肝脏内进行代谢，这样肝脏的负担加重了，不利于肝脏功能的恢复。

◇ 膳食均衡，忌乱用补品和补药

无论是肝病患者，还是健康人群，均衡的膳食都非常重要。均衡一方面指的是量，另一方面指的是种类。正常人每天的膳食应包括谷薯类、蔬菜水果类、畜禽鱼蛋奶类、大豆坚果类等食物。平均每天摄入12种以上食物，每周25种以上。每天摄入谷薯类食物250～400g。要想身体健康，就要均衡地安排一日三餐的饮食，特别是不能省略早餐。早餐吃好，午餐吃饱，晚餐吃少。饮食要丰富，不偏食，不挑食，忌暴饮暴食，过饱和暴饮暴食都会加重肝脏负担。多采用煮、熬、烩、炖、蒸的烹调方式。

一般来说，人的营养需求通过饮食即可基本满足，所以，如果身体无明显消瘦等情况，就尽量少食用各种营养品或补品。另外，目前市场上的营养品鱼龙混杂，部分还添加了药物成分，有些药物可能会导致肝脏的药物性伤害，加重肝损伤。

◇ 忌高铜饮食

肝功能不好时不能很好地调节体内铜的平衡，而铜易于在肝脏内积聚。研究表明，肝病患者的肝脏内铜的储存量是正常人的5～10倍，患胆汁性肝硬化患者的肝脏内铜的含量要比正常人高60～80倍。因此，肝病患者忌食含铜高的食物，如海鲜（贝类、螺类、虾蟹、鱿鱼等软体动物）、动物内脏及血液、腊肉、巧克力等。鼓励低铜饮食，如猪瘦肉、土豆、苹果及牛奶等，宜多食用含铁高的蔬菜，如芹菜、菠菜、莴苣等，以减少铜的吸收。

◇ 忌酒

喝酒后，酒精可以使肝细胞的正常酶系统受到干扰破坏，直接损害肝细胞，使肝细胞坏死。患有急性肝炎或慢性活动期肝炎的患者，即使少量饮酒，也会使病情反复或发生变化。

过去，人们认为少量饮酒有利于健康，但刊登在权威医学杂志《柳叶刀》上的一项研究表明，任何剂量的酒精都对健康有害。这项研究从1990年开始至2016年，专家们对195个国家的15～95岁的男性和女性进行了观察。研究的目的是弄清楚多大的酒精剂量对健康无害。但是，这项研究表明，只有在一周不摄入任何酒精的情况下，人体健康面临的风险才最小。

◇ 控制食糖的摄入

糖分子结构简单，不用消化酶作用就可以直接吸收。如果吃糖过多，必然影响人体摄入其他营养物质，使蛋白质、脂肪、维生素和矿物质的吸收受到影响。食糖（红糖、白糖、冰糖等）经消化吸收可以转变为脂肪而在体内堆积，久而久之可能形成脂肪肝；而且糖的代谢产物，如丙酮酸、乳酸，也会加重肝脏负担，丙肝患者可以吃一些水果来补充欠缺的糖分。

◇ 严禁食用霉变、受污染食物

食物发霉后会产生大量的霉菌、毒素，这些毒素会损害肝脏、肾脏、神经系统等，甚至会致癌。发霉的花生、玉米等粮油制品会产生黄曲霉毒素，这是一种毒性极强的剧毒物质，早在1993年就被世界卫生组织定为1类致癌物，其毒性是砒霜的68倍，是氰化钾的10倍，致癌能力是二甲基亚硝胺的70倍，对肝脏组织的破坏性极强。

为了避免遭受黄曲霉毒素的危害，要严禁食用发霉的粮食，粮油制品一定要购买正规厂家生产的。购买食品尽量选小包装且包装完好的，这样可以避免长时间在家里存放。储存谷类、豆类时，要选择阴凉、干燥、通风处。

拒绝"重口味"，
低盐饮食更放心

食盐的主要成分是氯化钠，是日常生活中不可或缺的调味品，可为人体提供必要的常量元素钠。可以说，食盐对人体健康不可或缺。然而，盐绝非"多多益善"。

◇ 吃盐太多容易引发多种疾病

1. 高血压。有研究发现，人的体内每潴留1g食盐，就需111.1g水与之配成"生理盐水"储存于组织内部，这会导致血管中水分增加，血管壁受到的压力也跟着增大，久而久之，容易引起高血压。

2. 肝肾疾病。吃得过咸会导致体内钠盐过多，血管阻力增加，心血管负担加大，促使血压升高。长期高血压会使得肾脏血管变脆、变硬、变细，导致血管硬化，进而引起肾脏的萎缩。吃得太咸，不但损伤肾脏，对肝脏也有害，一项关于食盐的动物实验发现，研究人员对成年小鼠进行高盐饮食，同时将鸡胚暴露于高盐的环境中。结果发现，过量的钠可导致肝脏的一系列变化，如肝细胞畸形、细胞死亡率高、细胞分裂率低，这些都会导致肝纤维化的发生。

3. 骨质疏松。食盐主要成分是钠，人体每排泄1000mg钠，大约会耗损26mg钙。吃盐越多，加速体内的钙质流失，容易患上骨质疏松症。

4. 呼吸道炎症。高浓度的食盐不仅抑制呼吸道细胞活性，降低其抗病能力，还会减少唾液，使口腔内溶菌酶减少，难以抵抗病毒感染。

5. 癌症。食盐进入人体后，食盐的高渗透液会破坏人体的胃黏膜，一些腌菜、盐渍食品中所含亚硝酸盐在胃酸和细菌作用下会转变为致癌物——亚硝胺。

6. 皮肤皱纹增多。食盐的主要成分是氯化钠，体内的钠离子增加会引起人体的面部细胞失水，一旦失水过多，皮肤容易变黑，皱纹自然也会增多，人看起来就显老。

◇ "重口味"如何做到低盐饮食

俗话说："由俭入奢易，由奢入俭难"，过日子如此，一个人的口味也是相同。对于吃惯了大鱼大肉、高盐分食物的人来说，一旦想把口味变得清淡，也是件难事。但是，从身体健康来考虑，就算困难再大，也要尽量克服。

对于口味重的人来说，要做到低盐饮食，掌握以下一些小窍门大有帮助。

首先是在家中烹调食物的时候，要尽量利用蔬菜本身的味道来刺激食欲，如西红柿炒鸡蛋、洋葱炒肉等，这些蔬菜本身就口感较重，只要稍加烹调就是不错的菜品。

其次是可用醋、番茄酱、芝麻酱等调味品来代替食盐，如醋拌凉菜，或芝麻酱拌茄子、番茄面条等。当然，这里要注意的是芝麻酱本身也属于高热量的饮食，食用的次数一定不要太多，食用时要减少主食的摄入量。

多吃菌类。菌类有软化血管的作用，以蘑菇、木耳、海带为主料的汤菜，味鲜色浓，并有补益功能，可加少许盐或不加盐。

做菜时最后放盐。炒菜的时候可在快要出锅的时候把盐末撒在菜上，这样能减少盐分的蒸发，吃起来也会感觉比较咸，增加食欲。

还可以选择中药材，比如使用当归、枸杞子、川芎、红枣、黑枣、肉桂、五香、八角、花椒等辛香料，增加风味，减少用盐量。

少吃腌制的食物，如椒盐花生米、咸鱼等含盐量高，尽可能不吃或少吃。其他应该限制摄入的食品包括火腿、香肠、牛肉干以及各种肉类罐头等。

此外，还要减少在外就餐的次数，餐馆为了吸引顾客，在做菜的时候放的油盐都比较多，口感是不错，但却不利于控制血糖和血压。

顺应自然养肝气，
肝病患者的四季食疗要点

从中医学的角度来讲，春季以养脾为主，饮食宜"省酸增甘以养脾气"。这是因为，这一时节容易出现脾胃虚弱。因此，要少食酸性食物，以免"肝火偏亢，损伤脾胃"。饮食宜清淡可口，忌油腻、生冷及刺激性食物。

肝病患者在春季宜多食用一些含优质蛋白质、维生素、微量元素等丰富的食物，比如瘦肉、鸡蛋、新鲜蔬果等。在挑选蔬菜时，可选择韭菜、山药、洋葱、苦瓜、莴苣、黑木耳等具有辅助降血糖、降血压作用的食物。

过了端午，时序进入夏季，气温逐渐升高从而影响人的睡眠质量。夏季高温高湿容易诱发多种疾病，如皮肤、肠道等感染。肝病患者安全度夏要注意饮食的搭配，特别是身体肥胖者要少食用糖分高的食物，主食少选择白米、面食等，多吃一些纤维含量比较丰富的杂粮，如玉米、燕麦等。

夏季要多吃蔬菜，如苦瓜、黄瓜、芹菜、丝瓜、茄子、苋菜、油菜等，尤其是苦瓜，既有利于减肥，对稳定血糖也很有益处。

秋冬季节进补是恢复和调节人体各脏器功能的上佳选择，肝病患者在这一季节也无需例外。不过，在进补的时候要注意因人而异，即摄入的热量要以能维持正常体重或略低于理想体重为宜，同时要及时监测病情，科学用药，防止出现急性并发症。在烹饪时，尽可能不要把补品放在肉汤里炖，因为肉汤中含有大量嘌呤类物质，会加重肝肾的负担。

肝病患者不宜坚持"素食主义"

有的人为了减肥，光吃菜，不吃肉，认为只要减少脂肪的摄入就可以达到减肥的目的，这种减肥方式很容易导致营养不良。

人要维持生命活动离不开蛋白质、糖类、脂肪、维生素、矿物质和水等必需的营养物。鱼、禽、蛋和瘦肉含有丰富的蛋白质、脂类、维生素A、B族维生素、铁、锌等营养素，是平衡膳食的重要组成部分，是人体营养物质的重要来源。如果长期吃素，一点肉类都不吃，很容易造成蛋白质摄入不足。

另外，长期素食还会缺乏维生素B_{12}和叶酸，它们是DNA合成过程中重要的辅酶，如果缺乏很容易造成细胞DNA合成障碍。

动物性食物中还含有丰富的血红素铁，是补血的最好来源，如果长期不吃肉，很容易造成缺铁性贫血。

还有的人更极端，为了减肥连蔬菜都不吃，每天只以水果充饥，时间一长体内所需的钙、镁、钾等矿物质比例会发生紊乱。

一个人每天至少摄入1000kcal能量才能维持人体基本生理活动，而通常来说，一般人正常生活、工作、学习，每天需要摄入2000kcal的热量。热量摄入不足容易疲惫；蛋白质摄入不足会直接影响人体的免疫力，失去正常的疾病抵御能力。在能量需要1600～2400kcal水平下，推荐每天摄入谷薯类250～400g、水果类200～350g、蔬菜类300～500g、畜禽肉40～75g、水产品40～75g、蛋类40～50g、大豆及坚果类25～35g、奶及奶制品300g、油25～30g。

科学家研究发现，吃素可能对大脑不利，那些不吃肉的人患脑萎缩的概率是吃肉者的6倍。

成人每日、每周应摄入的食物品种数

食物类别	每天应摄入种类	每周至少摄入种类
畜、禽、鱼、蛋类	3	5
蔬菜、水果类	4	10
谷类、薯类、杂豆类	3	5
奶、大豆、坚果类	2	5
合计	12	25

对症食疗事半功倍，
肝病患者不同时期的营养原则

　　饮食是肝病患者自我管理的关键环节，病情不同，对营养的需求也各异。

　　肝病患者尤其是一些慢性和重症肝病（如肝硬化、肝衰竭）患者普遍存在营养不良的情况，这是多方面因素共同作用的结果。一方面重症肝病患者通常食欲下降，合并腹水、胸水等并发症可以导致胃扩张能力不足，医源性蛋白与热量损失等导致营养物质摄入减少；另一方面营养物质吸收减少，这是由于排泄入小肠的胆盐减少、合并有胃肠道黏膜病变、胃肠道血液淤滞、肠道蠕动能力减退、肠肝循环受损等，使肠道吸收功能明显削弱，营养素吸收受到严重影响。

　　为了保证营养均衡，可按照下面的原则进行。

急性肝炎期间的营养治疗原则

疾病分期	营养治疗原则
急性期	低脂高蛋白半流食或软食 少量多餐、清淡、易消化、干稀搭配，忌暴饮暴食 适当增加新鲜蔬菜、水果摄入量 供给足量液体，如蔬菜汁、米汤、温开水等，以促进排泄 禁用刺激性食物和调味品，绝对禁烟酒 适宜吃谷类、脱脂乳类、豆制品、水产品、绿叶蔬菜、水果
缓解期	高蛋白、高维生素软食，少糖、低脂，易消化、清淡 多饮水和果汁，增加绿叶蔬菜，保持大便通畅 减少或不食用油炸食品，烹调方式应以拌、汆、蒸、炖为主 不宜吃肥肉、糕点、动物油脂、刺激性食物和调味品、粗纤维和坚硬食物，忌烟、酒

慢性肝炎期的营养治疗原则

营养治疗原则	具体
充足的能量	能量提高要按照患者的状态和病情而定，对于超重或肥胖者，能量不宜过多，以免加重肝脏负担，诱发脂肪肝
充足的蛋白质	蛋白质可占总能量的15%~18%供给，对于肝功能明显异常者，可增加富含支链氨基酸的豆类蛋白
适宜的脂肪	每日供给量保持在40~50g
适当的碳水化合物	以复合碳水化合物为主，以减轻胰岛素拮抗
适量的矿物质	根据患者实际情况，提供合适的矿物质，避免不足或超量
充足的维生素	维生素有助于保护肝细胞，多选富含脂溶性维生素以及B族维生素和维生素C的食物
饮食品类宜忌	适当补充膳食纤维有利于调节血糖和血脂 宜食食物：各种米面类、奶类、畜禽瘦肉类、鱼虾类、豆类、新鲜蔬果、植物油 忌（少）食食物：油炸类、各种糕点、动物油脂、人造奶油、肥肉、蟹黄、蛋黄、刺激性调味品、酒、腌制烧烤类

肝硬化患者的饮食原则

症状	饮食原则
病症较轻，无并发症者	充足的能量 充足的蛋白质，每日不应低于60~70g 脂肪摄入不应过多，以0.7~0.8g/（kg·d）为宜，脂肪种类以植物油为主 每日摄入碳水化合物350~500g 充足的维生素 少量多餐，除了一日三餐外，可增加2~3次加餐 适宜食物：奶类及其制品、蛋类、豆腐类、鱼虾类、畜禽瘦肉、面食、新鲜的蔬菜
肝功能受损严重	充足的能量，有助于改善患者的营养状态 适当限制蛋白质的摄入，每日摄入量控制在50~55g，蛋白质种类以蛋奶大豆为主，少选择肉类蛋白 限制脂肪摄入，每日摄入量控制在40~50g 充足的碳水化合物，宜占总能量的70% 充足的维生素，适当补充复合维生素制剂 忌食种类：酒和酒精类饮料、辛辣刺激的调味品、煎炸食物、粗纤维较多的食物、豆薯类产气较多的食物 在食欲下降，或者呕吐、腹泻时，要及时补钾，如饮用鲜黄瓜汁、苹果汁等，避免发生低钾性碱中毒而导致肝性脑病

肝性脑病患者的饮食原则

肝性脑病是一种由于急、慢性肝功能严重障碍或各种门静脉-体循环分流异常所导致的，以代谢紊乱为基础、轻重程度不同的神经精神异常综合征。

肝性脑病患者的饮食应清淡低脂、低盐、低蛋白、高热量，且易消化，一般以碳水化合物为主，限制蛋白质摄入。

昏迷者禁食蛋白质，鼻饲或静脉补充葡萄糖供给热量，因摄入的蛋白质可在肠内细菌和消化酶的作用下产生氨，可被肠道吸收进入脑组织，从而加重病情。足够的葡萄糖除提供热量和减少组织蛋白分解产生氨外，还有利于氨与谷氨酸结合形成谷氨酰胺而降低血氨。

清醒后，可逐步增加蛋白质饮食，最好给予植物蛋白如豆制品，植物蛋白含甲硫氨酸，芳香族氨基酸少，适用于肝性脑病，可以减轻肝脏负担。动物蛋白除了产氨增多以外，其代谢产物含有较多的芳香氨基酸，这类氨基酸可以在肝硬化时抑制脑神经传导而诱发肝昏迷。

饮食中应注意补充维生素A和B族维生素。在无尿或少尿时，应限食榨菜、蘑菇、香蕉、土豆等含钾较高的食物，以免引起高钾血症。

量入为出，
让你轻松搞定膳食平衡

任何一种食物都无法含有所有营养素，只有通过多种食物搭配，才能达到营养均衡的要求。一个人吃的食物种类越多，营养素的互补作用就越强。平衡膳食的要点就是要主食"粗细搭配"，副食"荤素搭配"，不挑食，不偏食。

每个人在饮食上有多年形成的习惯，而且千差万别。肝脏的糖原含量，在空腹时和进食后有比较明显的改变，从这点考虑，肝病患者不仅每天的营养应该充足，而且还应该注意三餐分配和就餐时间的规律性。据动物实验证实，交替给予高蛋白食物和低蛋白食物，比持续给予低蛋白食物的肝损害更加严重。非洲的土著人，在吃谷类等低蛋白食物期间，因狩猎有所收获，却又在数天内只吃猎取的肉食，有这种饮食习惯的民族，肝硬化和肝癌的患病率非常高。

按照中国营养学会的推荐，正常人每天的膳食应包括谷薯类、蔬菜水果类、畜禽鱼蛋奶类、大豆坚果类等食物。建议平均每天摄入12种以上食物，每周25种以上。谷类为主是平衡膳食模式的重要特征，每天摄入谷薯类食物250～400g，其中全谷物和杂豆类50～150g，薯类50～100g；膳食中碳水化合物提供的能量应占总能量的50%以上。

不同身体活动水平下的成年人每日推荐摄入的食物份数

食物类别	每份/g	女性			男性		
		身体活动水平			身体活动水平		
		轻	中	重	轻	中	重
谷类	50～60	4.5	5	6	5.5	7	8
全谷物		其中全谷物约1/3					

续表

食物类别	每份/g	女性			男性		
		身体活动水平			身体活动水平		
		轻	中	重	轻	中	重
蔬菜	100	4	4.5	5	4.5	5	6
深色蔬菜		其中深色蔬菜约1/2					
水果	100	2	3	3.5	3	3.5	4
畜禽肉类	50	1	1	1.5	1.5	1.5	2
蛋类	50	1	1	1	1	1	1
水产品	50	1	1	1.5	1.5	1.5	2
大豆	20~25	0.5	0.5	1	1	1	1
坚果	10	1	1	1	1	1	1
乳制品	200~250	1.5	1.5	1.5	1.5	1.5	1.5

为了达到膳食平衡，可采取食品交换份的方法。食品交换份是将食物按照来源、性质分成几大类，每份同类食物，在一定量内所含的蛋白质、脂肪、碳水化合物和热量基本相似。利用食物交换份来安排每天的膳食，易于掌握，便于了解和控制总热量，还可以做到食品种类的多样化。

食物种类及主要营养素

食物种类	食物举例	主要营养素
蔬菜水果类	白菜、青椒、芹菜、茄子、西红柿、胡萝卜、苹果、橘子、香蕉、橙子	膳食纤维、矿物质、维生素、胡萝卜素等
谷薯类	小麦、大米、小米、土豆、红薯	碳水化合物、蛋白质、膳食纤维、B族维生素
动物性食物	畜、禽、蛋、奶、水产品	蛋白质、脂肪、矿物质
大豆及坚果类	黄豆、黑豆、花生、开心果、杏仁	蛋白质、脂肪、维生素E、矿物质

从饮食方面预防便秘和腹泻

肝脏不但是人体的"代谢工厂"，也是"解毒器官"，机体其他器官代谢产生的毒性物质如氨、胆红素、某些激素以及服用的某些药物、酒精等，都要汇集到肝脏这里来处理，最终变成无毒或微毒、容易溶解的物质，从尿或大便中排出体外。

当肝脏受到损害时，解毒能力自然也会下降，患者如患有便秘，由于肠道内细菌繁殖增加，毒性物质会大量产生，使肝脏负担加重。

很多人对肝损害时保持正常排便的重要性认识不足，这方面要引起重视。经常便秘的肝病患者可适当服用"益生菌"类制剂，此类制剂可调整肠道内菌群的生态平衡，减少肠道内容物的异常发酵和毒素的产生，降低肝病患者的血氨水平。不过益生菌类制剂也并不是完全对人体无害，为了降低药物的副作用，对于便秘的患者，最好不要养成通过服用药物的习惯来改善症状，要从食物的选择上来调节肠胃。

饮食方面以清淡、易消化为主，平时经常食用一些富含益生菌的酸奶，增加膳食纤维的摄入，忌烟酒，忌辛辣、生冷及油腻的食物。一日三餐定时定量，避免暴饮暴食，防止饥饱不定，吃好早餐等，这样做有利于维护肠道功能稳定，避免肠功能紊乱。养成每日按时排便习惯，晨起及餐后是最易排便的时间。尽可能避免排便习惯受到干扰，以形成有序的条件反射，建立起良好的排便规律。

除了便秘外，腹泻对肝病患者的影响也不小。在严重腹泻后，肝病患者易发生低钾血症，从而可促使大量的氨经由血液循环进入脑部，引起肝性脑病。因此，肝病患者应注意饮食卫生，避免发生腹泻。

注意补充营养素，
护肝养肝别"输"在吃上

　　肝脏患者体内的维生素、矿物质及微量元素等营养素储存能力下降，如果不注意补充，就容易导致体内维生素缺乏。要注意补充富含维生素C、维生素B_6、维生素B_{12}、维生素E、叶酸、胆碱、肌醇、钾、锌、镁等的食物，以维持正常代谢，保护肝脏。

　　在日常生活中，为了减少各种营养素的损失，应该注意以下几个方面。

　　主食要粗细搭配。主食类食物中的维生素主要在胚芽和表层组织中，特别是禾谷类食物，加工得越细，维生素损失就越多。粗细搭配，可保证主食中的维生素充足。

　　吃新米，少吃陈米。粮食储存时间越长，维生素的损失量也越大。尤其经过春季梅雨季节，加上夏季高温，可使得原料水量增加，维生素遭到破坏。

　　改变不合理的烹饪方法。淘米的时候少搓洗，提倡吃蒸饭、焖饭，可以使维生素B_2的损失减少。另外，煮粥的时候不要加碱，可以减少维生素的损失。

　　蔬菜先洗后切。烹调的时候要掌握火候，不要高温油炸，时间也不宜过长。

维生素的功能、缺乏症状和食物来源

维生素	生理功能	缺乏症状	食物来源
维生素A	抗氧化，防衰老和保护心脑血管，维持正常视力，预防夜盲症和干眼症	皮肤干燥，有呼吸道感染迹象，眼睛干燥、畏光、多泪、视物模糊	鱼肝油、动物肝脏、奶制品、蛋、鱼卵、胡萝卜、菠菜、豌豆苗、青椒、红薯
维生素D	调节骨代谢，促进小肠对钙的吸收，预防佝偻病、骨软化症及骨质疏松症	儿童：佝偻病 成人：骨软化症、骨质疏松	鱼肝油、牛奶、蛋黄、动物肝脏
维生素E	抗氧化作用，延缓衰老，保护心脑血管	四肢乏力、易出汗、皮肤干燥、头发分叉、痛经	食用油，如麦胚油、玉米油、花生油、芝麻油，豆类、粗粮
维生素K	促进血液凝固，参与骨骼代谢	新生儿：出血性疾病 成人：凝血障碍	动物肝脏、绿叶蔬菜、谷类食物
维生素C	促进伤口愈合，抗疲劳，提高人体免疫力	坏血病、疲乏无力、胃口差、伤口难愈合、牙龈出血	新鲜蔬菜，如青菜、韭菜、菠菜、辣椒等；新鲜水果，如橙子、山楂、红枣、猕猴桃等
维生素B$_1$（硫胺素）	参与神经传导、能量代谢，提高机体活力	长期消化不良、手脚发麻、多发性神经炎和脚气病等	粗粮、杂粮、谷物、坚果、豆类以及瘦肉、动物肝脏
维生素B$_2$（核黄素）	参与体内很多代谢和能量生产的过程，维护皮肤黏膜、肌肉和神经系统功能	口臭、嘴唇干裂、眼睛干涩、失眠、头痛、皮肤和头发爱出油、头皮屑增加	瘦肉、蛋、奶、鱼类、大豆、蘑菇、玉米、紫米、黑米、大麦、菠菜、鲑鱼
维生素B$_6$	维持免疫功能，防止器官衰老	肌肉痉挛、口唇干裂、外伤不愈、抑郁，孕妇出现过度的恶心、呕吐	肉类、动物内脏、全谷类食物、坚果、蛋黄、香蕉
维生素B$_{12}$	防贫血，提高血液携氧能力，增加记忆力	皮肤苍白、贫血、毛发稀少、食欲不振、呕吐、腹泻	肉类、动物肝脏、蛋、奶、牡蛎、螃蟹、鲑鱼
烟酸	参与体内脂质代谢、组织呼吸的氧化过程和糖类无氧分解的过程，降低血清胆固醇	可产生癞皮病，表现为皮炎、腹泻、神经性呆滞、舌炎及烦躁、失眠等	动物肝脏、瘦肉、乳类、蛋类、豆制品、花生、酵母、绿叶蔬菜
叶酸	抗贫血，维护细胞的正常生长和免疫系统的功能，防止胎儿畸形	巨幼红细胞性贫血、腹泻、疲乏、抑郁、抽搐	酵母、动物肝脏、菠菜、橘子、莴苣、生菜

肝病患者运动前后要注意饮食调配

　　肝病患者除了重症期和急性期外，其他时期均可以进行适当的运动。运动有利于促进机体新陈代谢，改善心情，加快身体的康复速度。在运动的时候，肝病患者要注意饮食的调配。

　　不要在饥饿和过饱的状态下运动。在饥饿时运动，会导致体内血糖下降，血糖是大脑的直接能源物质，血糖浓度过低，大脑会因为缺少能量而发出疲劳的信号，人就会觉得头晕乏力，出现面色苍白、出冷汗等情况。若继续运动，可能会造成神志不清，甚至昏迷。低血糖还会促进肝糖原的分解，进一步增加肝脏负担，这种运动反倒对身体有害。正确的方法是在运动前半小时进食100～200kcal的食物，如一杯麦片或果汁，也可以吃几块巧克力。

　　人在过饱的状态下运动也不利于健康。如果要运动，对于平时经常锻炼的人，在饭后半小时到1小时后可以开始做些轻微的运动；不常锻炼的人，休息时间应当更长一些。刚吃完饭时，支配胃的副交感神经兴奋，此时大部分血液集中在胃和肝脏。如果饭后马上参加剧烈运动，可使正在参与胃部消化的血液又重新分配，流向肌肉等器官，从而影响胃肠道的消化和吸收，甚至造成慢性胃病。

　　在运动中应注意补充水分，可每隔15～20分钟饮一次温水。含有咖啡因、果糖或带二氧化碳的汽水和饮品，不是运动时的理想选择。

　　运动后切忌吃冷饮，因为人在运动时产生的热量会增加，胃肠道表面温度也急剧上升。如果运动后吃大量冷饮，强冷刺激会导致胃肠道血管收缩，减少腺体分泌量，引起消化不良，对肝脏恢复有害无益。

面对食欲减退，
肝病患者如何做？

肝脏是人体中最重要的消化器官，罹患肝脏疾病后，肝细胞被破坏，导致胆汁分泌减少或排泄不畅，从而影响到食物中脂肪的消化和吸收，患者因此很容易产生胃口不佳、食欲减退、厌食油腻食物等情况，特别是在天气炎热、潮湿的夏季更是如此。

出现这种情况时，患者应吃半流质或少渣食物，以富含维生素、清淡、低脂肪饮食为主。主食以面条或软硬米饭为妥，少吃快餐、方便面等食物。方便面是经过超高温的蒸熟和油炸、干燥等环节而成的，在此过程中，面粉中的营养素被破坏很多，特别是B族维生素，长期食用会导致机体营养不良。另外，有的方便面还含有防腐剂，多食对肝脏健康不利。

肝病患者在食欲不佳时饮食应以清淡为主，不宜进食高脂肪、高蛋白及高糖食物，因其对于重症患者不但不能达到提供营养的目的，反而易产生有害代谢物质，增加肝脏负担。

慢性肝炎患者应注意补充高质量蛋白质，以利于肝脏修复，但每次量不要太多，各类维生素也要保证供给。过去曾认为慢性肝炎患者应大量补充糖类，当前则认为此类患者多见糖耐受不佳，有糖尿病倾向者易诱发糖尿病。

饮茶，要注意时间和方式

适时适量饮茶对脂肪肝的恢复是有利的，但是在错误的时间采用错误的方式饮茶反而对身体有害，患有肝病的人群尤其要注意这一点。

一般来说，常见的茶有红茶、绿茶、乌龙茶、黑茶等几种。保肝护肝，以绿茶较佳。降脂，以乌龙茶、黑茶较佳。

绿茶含有茶多酚、咖啡因、维生素、氨基酸等营养物质，可辅助降低血糖。茶叶中丰富的维生素C可以保护血管，预防凝血，可降低糖尿病并发血管硬化的危害。不过，绿茶性寒，对肠胃刺激作用大，所以有肠胃疾病的人要少喝。另外，孕妇、儿童、贫血者以及女性月经期都不宜饮用绿茶。

乌龙茶是一种半发酵茶，含有茶多酚、咖啡因、茶氨酸、茶多糖、茶黄素、茶红素等，具有较广泛的生物功能。流行病学调查和临床试验都表明，饮乌龙茶可降低血浆总胆固醇和低密度脂蛋白胆固醇的含量水平，提高高密度脂蛋白水平，且能减缓机体的脂质过氧化反应和体重增加的速度。

餐后不宜马上喝茶，特别是吃了荤食后不要立即喝茶。因为茶叶中含有大量的鞣酸，能与蛋白质合成具有收敛作用的鞣酸蛋白，这种蛋白质能使肠道蠕动减慢，从而造成便秘，增加了有毒物质对肠道的毒害作用，进而加重脂肪肝。因此，脂肪肝患者最好在餐后2小时左右饮淡茶。

食之有道，有益肝脏的常见食材

营养素蕴藏于各种各样的食物之中，由于每种食物中所含的营养素种类及数量不同，食物的营养价值也各异。养肝护肝，不能陷入食用各类保健品、滋补品的误区中，从常见的食材中选择有益肝脏的种类，合理搭配，适量食用，一样能吃出健康。

◇ 燕麦

燕麦的蛋白质含量高于其他农作物，且氨基酸比例平衡，特别是赖氨酸的含量高，明显高于小麦、玉米等。肝病患者食用燕麦有助于补充蛋白质，促进肝细胞功能的恢复。燕麦的亚油酸含量占不饱和脂肪酸总量的38.5%～45.3%，约为花生油的2倍。燕麦中的亚油酸和脂肪酸对于动脉粥样硬化引起的各种疾病有一定的防治作用。燕麦还富含大量的可溶和不溶性膳食纤维，能大量吸收人体内的胆固醇并排出体外。燕麦中的高黏稠度可溶性纤维，能减缓胃部消化速度，让人有饱腹感，所以很多人吃完燕麦后就会感觉很长时间不饿，能有效提高基础代谢，减轻体重。

◇ 玉米

玉米中富含营养元素，如必需氨基酸、维生素、矿物质等。其中，所含的大量抗氧化物质，能有效地降低血液中的胆固醇浓度；丰富的膳食纤维可刺激肠胃蠕动，加速粪便排泄，还可抑制肠中脂肪物质的吸收，有效降低血脂水平，对于脂肪肝、肥胖有预防作用。常吃玉米是弥补膳食纤维摄入不足和微量营养素缺乏的有效措施。

◇ 小米

小米内含有多种人体必需的脂肪酸及多种营养素，具有降低血清胆固醇、防止血脂升高、抑制血小板凝聚等作用，适用于动脉粥样硬化症、高血压、脂肪肝患者。小米所含丰富的蛋白质、维生素E和B族维生素，在护肝的同时还能保护胃黏膜。睡眠质量不好的人，在晚饭的时候可以选择喝小米粥，因为小米中含有丰富的色氨酸，可调节人体睡眠，有助于安然入睡。

◇ 荞麦

荞麦是典型的杂粮作物，营养价值丰富，含有丰富的芦丁、纤维素、硒及维生素等营养物质，不仅适用于高脂血症、高血压和糖尿病等，还可防治肥胖，保持心脑血管健康。有研究显示，荞麦中的芦丁对急性肝损伤有保护作用。荞麦虽佳，但性凉，一次不宜多食，脾胃虚寒、消化功能不佳、经常腹泻、体质敏感之人不宜食用。

◇ 洋葱

洋葱含有可降低胆固醇的含硫化合物，能激活血溶纤维蛋白的活性，防止血管内血栓的形成，长期食用有调血脂、降血压、抗动脉粥样硬化和预防心肌梗死之效。脂肪肝患者常吃洋葱，有助于消除肝上的脂肪。洋葱含有甲苯磺丁脲，可使细胞更好地利用糖分，从而降低血糖。洋葱还含有前列腺素，可扩张血管，减少外周血管阻力，促进钠的排泄，使增高的血压下降。

◇ 大蒜

医学研究显示，大蒜及其大蒜制剂能降低总胆固醇和三酰甘油的水平，是预防动脉粥样硬化的重要食物之一，在预防高脂血症、脂肪肝方面有重要作用。大蒜能保护肝脏，诱导肝细胞脱毒酶的活性，可以阻断亚硝胺致癌物质的合成，从而预防癌症的发生。大蒜含有丰富的大蒜素和硒元素：大蒜素可减轻冠心病患者的动脉粥样硬化，减慢心率，增加心脏收缩力，扩张末梢血管，利尿，降低血压，是预防冠心病的有效物质；硒具有抗氧化、抗凝血、降血脂的功效，能够抑制动脉粥样硬化形成的危险因素，降低心脑血管疾病的发病风险。不过，大蒜属于辛辣食物，急性肝炎期间，不宜食用大蒜，以免刺激肠胃，导致病情加重。

◇ 黄瓜

黄瓜是很好的减肥食品，其所含的丙醇二酸，可以有效地抑制糖类物质向脂肪的转化。同时黄瓜中还含有丰富的纤维素，可以促进肠道的蠕动、加快排泄，进而能够降低胆固醇。对于伴有高血糖的肝病患者来说，黄瓜中所含的葡萄糖苷、果糖等不参与通常的糖代谢。所以，常吃黄瓜对于预防高脂血症、脂肪肝、糖尿病具有重要意义。

◇ 番茄

番茄是蔬果两用型食物，它既可以生吃，也可以烹饪熟了之后食用。生食可以补充维生素C，而加热可以使其所含的抗氧化剂番茄红素的活性得到提高，从而预防因衰老、免疫力下降引起的各种疾病。番茄红素可以降低热量摄取，减少脂肪积累。番茄中富含的各种果酸，能增加胃液酸度，帮助消化，调整胃肠功能；其所含的番茄碱，能明显降低组织胺所致的毛细血管通透性升高，具有抑菌消炎作用。

◇ 白萝卜

白萝卜在古代被称为莱菔，熟食甘如芋，生食脆如梨。其含水量约为94%，膳食纤维、钙、磷、铁、钾、维生素C和叶酸的含量较高。白萝卜含有辛辣成分芥子油，具有促进脂肪类物质更好地进行新陈代谢的作用，可减少脂肪在皮下堆积。

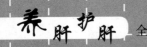

◇ 胡萝卜

胡萝卜素经过吸收，在小肠黏膜及肝脏经过酶的作用，近一半会变成维生素A，可补肝明目，对夜盲症有疗效；维生素A也是骨骼正常生长发育的必需物质，婴幼儿食用胡萝卜无疑对身体发育有益。胡萝卜中含有大量膳食纤维，在肠道中容易膨胀，可加强肠道的蠕动，改善胃肠功能，缓解和改善便秘情况。

◇ 黄花菜

黄花菜又称金针菜等，是一种药食两用的植物。中医认为其性味甘平，生用有小毒。有养血平肝、利尿消肿、清热解毒、宁心安神之功。现代研究发现，黄花菜能显著降低血清胆固醇的含量，有利于高血压患者的康复，是高血压的保健蔬菜。其有效成分能抑制癌细胞的生长，丰富的粗纤维能促进排便，因此，可预防结直肠癌。要注意，黄花菜不宜鲜食，鲜黄花菜营养虽好，但含有秋水仙碱，秋水仙碱是一种剧毒物质，经过肠胃道吸收，在体内会氧化为"二秋水仙碱"，具有较大毒性，会严重刺激肠道、肾脏等器官。

◇ 芹菜

芹菜中所含的芹菜素有明显的调节血脂和抗氧化作用；芹菜碱可保护血管，所以对于血管粥样硬化者非常适宜。芹菜还含有强力抗氧化剂，可防止细胞氧化，以减少胆固醇堆积，维持血管弹性。芹菜可凉拌食用，也可和肉类搭配炒制食用，有降脂清肝、祛风明目、保护血管等功能，可作为辅助治疗高脂血症伴脂肪肝、动脉粥样硬化等的食材。

◇ 冬瓜

冬瓜仁中含丰富的亚油酸，可以清肺热、利胸膈、消烦恼，除暑湿；临床上常将冬瓜皮做利尿之品，对于冠心病伴水肿患者尤为适宜。冬瓜含有丰富的丙醇二酸，可以有效抑制食物中的糖类转变成脂肪，有助于预防脂肪肝。此外，冬瓜属于低热量、低脂肪、低钠食物，欲减肥、减脂者也可将它当作日常代餐食品。冬瓜的维生素C含量也较高，具有很好的抗氧化、抗辐射、美白的作用。

◇ 豆腐

豆腐中含有丰富的蛋白质、脂肪、碳水化合物、维生素和矿物质等，中医认为豆腐能益气宽中、生津润燥、清热解毒、和脾胃、抗癌，可用于辅助治疗赤眼、消渴，可解硫黄、烧酒毒，还可以降低血铅浓度、保护肝脏、促进机体代谢。豆腐可以热食或冷食，可入汤，也可做面食、比萨饼、肉块、蛋糕、果馅饼和松饼。生豆腐磨碎后可以为沙拉和开胃品调味。在加工豆腐的同时，还可以制成豆腐干、豆腐丝、豆油皮等，虽然都是豆制品，但风味各异。豆腐也有一定的禁食人群，平时脾胃虚寒、经常腹泻便溏者，以及嘌呤代谢失常的痛风患者和血尿酸浓度增高的患者都要忌食或少食。

◇ 荠菜

荠菜含有的纤维素比较多，可以补充维生素和矿物质，有促进代谢的作用。荠菜还含有乙酰胆碱、谷甾醇和季铵盐化合物，有降血压、降胆固醇的作用。中医认为荠菜性平、味甘，具有和脾、利水、止血、明目、降压的功效，可用于辅助治疗痢疾、水肿、淋病、乳糜尿、吐血、便血、血崩、月经过多、目赤肿痛等。荠菜中丰富的维生素A可以辅助治疗夜盲、白内障等眼疾。荠菜含有大量的粗纤维，食用后可增强大肠蠕动，促进排泄，从而增进新陈代谢，减轻肝脏负担。

◇ 香菇

香菇是一种营养价值较高的食用菌，它具有高蛋白、低脂肪的特点，可作为肝病患者补充蛋白质的来源。据测定，人体必需的8种氨基酸在香菇中就含有7种。香菇中还含有一种独特成分香菇多糖，研究发现香菇多糖有显著的降血糖、改善糖耐量、增加体内肝糖原的作用。市场上常见的有干香菇和鲜香菇两种，两者在营养价值方面并无明显差异，但干香菇含有较多的维生素D，主要是因为在日光干燥下香菇中的麦角固醇能转变为更多的维生素D。浸泡干香菇的时候，最适宜的水温是20～35℃，这样既可让香菇充分吸收水分，又能保持其特有的风味。

◇ 黑木耳

黑木耳是我国最常见的食用菌之一，含有丰富的黑木耳多糖及抗凝物质，既可以减少血液内脂质的含量，保护细胞免于损伤，又可以减少血管平滑肌细胞的增殖，预防动脉粥样硬化的发生和发展。含铁量高也是黑木耳的一大特点，铁元素是合成血红蛋白必不可少的原料之一，丰富的铁元素让人精力充沛。现代药理研究显示，黑木耳中的黑木耳多糖具有降血脂、降血糖、抗氧化及抗衰老、抗肿瘤、抗凝血、抗病毒、抑菌、增强免疫、止咳化痰、护肝等作用。

◇ 银耳

银耳是真菌类银耳科银耳属植物，又称白木耳，含有较多的银耳多糖，能够延长胰岛素的降糖活性。动物实验表明，银耳多糖可将胰岛素在动物体内的作用时间从3～4小时延长至8～12小时。另外，银耳含有丰富的膳食纤维，糖尿病患者食用后有延缓血糖上升的作用。银耳中的膳食纤维可促进胃肠蠕动，减少脂肪吸收，从而达到减肥的效果。

◇ 海带

海带中含有60多种营养成分，是一种典型的低热量、中蛋白、高矿物质的天然保健食品。海带含有一些生物活性物质，具有预防和辅助治疗某些疾病的作用，如烟酸甘露醇酯有明显缓解心绞痛的作用，褐藻淀粉酯钠有一定的降血脂、抗凝血、抑制血小板聚集等作用，是防止动脉粥样硬化和高脂血症较好的活性物质。

◇ 山楂

山楂能预防心血管疾病，具有扩张血管、增加冠脉血流量、改善心脏活力、兴奋中枢神经系统、降低血压和胆固醇、软化血管及利尿和镇静作用。山楂中所含的山楂黄酮以及水解产物可增加冠状动脉血流量，降低心肌耗氧量，提高氧利用率。新鲜山楂生吃、炒菜、煲汤都可以，或榨成果汁饮用。若牙齿不好，还可将其做成果酱、山楂糕等。山楂干多用于泡水、熬汤和煲粥，例如烹制成山楂粥或山楂银耳汤。晒干主要是为了储存，在营养上还是新鲜山楂更胜一筹。

◇ 红枣

红枣是集药、食、补3大功能为一体的保健食品，除含有一般营养成分外，还含有三萜类物质、多糖、环磷酸腺苷及黄酮类化合物。三萜类化合物由于拥有多样的化学结构，所以其药理活性比较广泛，具有抗癌、保肝、护肝等作用。多糖是由多种单糖组成的，具有明显的止咳、祛痰、行血止血、提高免疫力等功效。芦丁是红枣中含量较高的黄酮类物质，在医药上常用于高血压、败血症和血小板减少症等疾病的辅助治疗。

◇ 橘

橘的果肉营养丰富，维生素C含量比苹果还高，所含的抗氧化成分可以增强人体免疫力，修复血管内皮微小损伤，保持血管弹性，从而降低血压，扩张心脏的冠状动脉，预防心血管事件发生。橘瓣外面的白色网状丝络，叫做"橘络"，含有一定的维生素P，有通络、化痰、理气、消滞的功效；橘皮，又称陈皮，以年久陈者入药为佳，或煮水或泡茶，可理气和胃，化湿利痰。

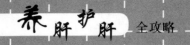

◇ 木瓜

木瓜含有20多种氨基酸以及丰富的维生素，有助于降低血糖，延缓衰老，改善糖尿病多种并发症。现代医学发现，木瓜中含有一种酶，能消化蛋白质，有利于人体对食物进行消化和吸收，故有健脾消食之功。木瓜性寒味甘，虽有助消化、消暑解渴，但是胃寒、体虚者多吃易腹泻，切记适可而止。

◇ 猕猴桃

猕猴桃含有丰富的蛋白质、矿物质等人体必需的营养物质，尤其是维生素C含量很高，超过柑橘、苹果和梨，故有"维生素C之王"之称。近代中医学进一步证明，猕猴桃性寒、味甘酸，具有润中理气、生津润燥、解热止渴、利尿通淋的作用，适用于消化不良、食欲不振、便秘、呕吐及维生素缺乏等症。猕猴桃中含有的蛋白酶容易刺激口腔皮肤，引起发麻，甚至喉咙肿痛，越是青涩的猕猴桃蛋白酶含量越高，所以建议吃熟透了的。生猕猴桃放在冰箱的冷藏室里可保存一个月左右，吃的时候提前几天拿出来催熟。

◇ 苹果

苹果内含有能预防冠状动脉粥样硬化所需要的强抗氧化剂，可以预防血脂氧化沉积在血管壁，使血管维持弹性、平滑，起到降血压、降血脂的功效。吃苹果的时候最好连皮一起吃，因为苹果富含抗氧化剂"槲皮素"，其保护脑细胞避免自由基伤害的效果甚至比维生素C好。槲皮素主要存在于苹果表皮中，因此连皮吃能摄取最多的抗氧化物。

◇ 杧果

杧果中含有杧果苷，是一种多酚类化合物，具有较强的抗氧化活性和多种药理作用。近年来，国内外大量研究报道杧果苷的各种药理学活性，包括抗糖尿病及其并发症、调节脂代谢异常、抗肿瘤、保护心血管、抗高尿酸血症、保护神经、抗氧化、抗炎、解热和镇痛、抗菌、抗病毒、抗辐射、保肝、促进骨骼发育、抗过敏和免疫调节等广泛的药理作用，具有进一步研究和开发的价值。有的人吃完杧果后会出现过敏现象，表现为口部出现红肿等湿疹样的症状，这种症状称之为杧果皮炎。主要是因为杧果中所含的单（或二）羟基苯和不完全成熟杧果中含有的醛酸，对皮肤黏膜有一定刺激作用。还有人吃杧果时和吃西瓜一样，切成几瓣，最后弄得嘴唇和脸上全是杧果汁，这也给过敏创造了机会。预防杧果皮炎，可在吃杧果时将其切成小块，然后用牙签送入口中，尽量不要碰到嘴唇及面部。吃完后，也要迅速洗手洗脸、刷牙漱口。体质过敏的人群，要慎食。

◇ 香蕉

香蕉内含有大量的营养物质和多种维生素，可降低体内胆固醇。冠心病合并高血压患者体内通常钠盐多而钾盐少，香蕉内含有丰富的钾盐，能有效地抑制血管收缩和心血管损伤，使神经、肌肉舒展，心肌收缩协调。每天一根香蕉，还可有效缓解患者的低落悲观、厌世烦躁的情绪，提升幸福感。

◇ 草莓

草莓味道鲜美，营养更是丰富，除了丰富的水分外，还含有丰富的维生素，尤其是维生素C的含量高，钙、磷、铁的含量比苹果和葡萄高，故有"活的维生素丸"之称。草莓对动脉粥样硬化、冠心病、心绞痛、高脂血症等疾病都有积极的预防作用。蓝莓、草莓等浆果富含植物化学物质，如花青素、多酚等，具有强效抗氧化作用，能保护人体细胞免受自由基和氧化应激反应的攻击。洗草莓尽量避免用手搓揉，导致草莓表皮破裂流失营养。另外洗草莓时，也不要把草莓蒂摘掉。因为草莓一旦去蒂，放入水中浸泡后，留存在草莓表面的农药残液会随着水溶解，可能造成农药借着水流进入草莓内心，反而会带来更多污染。

◇ 葡萄

葡萄中的多酚类物质是天然的自由基清除剂，具有很强的抗氧化活性，能够有效调整肝细胞的功能，抵御或减少自由基对它们的伤害。葡萄中含有天然生物活性物质如OPC（原花青素）、维生素和纤维素，对肝炎患者十分有益。葡萄中含有丰富的葡萄糖及多种维生素，对保护肝脏、减轻腹水和下肢水肿有一定效果，还能提高血浆清蛋白浓度，降低转氨酶含量。葡萄中的葡萄糖、有机酸、氨基酸、维生素对大脑神经有兴奋作用，对肝炎伴有的神经衰弱和疲劳症状有改善作用。

◇ 枸杞子

枸杞子是茄科植物枸杞属植物的干燥成熟果实，既是常见的调味品，也是一种重要的中药材。枸杞子中含有丰富的胡萝卜素、维生素C以及20余种微量元素。其中，胡萝卜素是对视网膜有益的营养物质，可起到明目的功效。枸杞子中含有一种叫做枸杞多糖的活性成分，具有免疫调节、抗氧化、抗衰老、抗肿瘤、保护生殖功能的功效。《中华人民共和国药典》中指出，枸杞子具有滋补肝肾、益精明目的功效，可用于虚劳精亏、腰膝酸痛、眩晕耳鸣、阳痿遗精、内热消渴、血虚萎黄、目昏不明。

◇ 兔肉

新鲜兔肉的蛋白质含量高达21%～24.5%。人体所必需的氨基酸如赖氨酸、甲硫氨酸、苏氨酸和色氨酸，在兔肉中的含量都显著高于其他肉类。如果家庭平常以大米、白面为主要膳食，那么时不时吃点兔肉，就会有效补充前者氨基酸不足的弊端，更有利于人体健康。兔肉的脂肪含量低，磷脂高而胆固醇低，多吃兔肉，可使人体血液中的磷脂含量增加，抑制胆固醇。胆固醇是导致心肌梗死和动脉粥样硬化的主要祸根，为心血管疾病、动脉粥样硬化病患者及老年人的"大忌"。

◇ 海鱼

海鱼中含有丰富的ω-3脂肪酸，ω-3脂肪酸进入人体内会分解为"血管清道夫"——二十碳五烯酸，可降低体内三酰甘油和低密度脂蛋白胆固醇的量，而提高高密度脂蛋白胆固醇的量，从而达到降血脂、调血压、保护血管的作用。海鱼中还含有丰富的微量元素硒，能清除人体代谢产生的自由基，延缓衰老，并对各种癌症有预防功效。

◇ 鸡蛋

在常见的食材中，鸡蛋是蛋白质的良好来源，属于完全蛋白质，人体对鸡蛋蛋白质的吸收率高达98%。鸡蛋中的蛋白质对肝脏组织损伤有修复作用。健康人吃鸡蛋的时候，应该连蛋黄一起吃，因为蛋黄中的卵磷脂不仅可促进肝细胞的再生，还可提高人体血浆蛋白量，增强肌体的代谢功能和免疫功能。不过，肝炎患者不宜吃太多蛋黄，因为蛋黄中含有脂肪酸和胆固醇，这两者都需要在肝脏代谢，肝炎患者食用较多蛋黄会加重肝脏负担，不利于康复。

◇ 茶叶

茶叶中含有大量茶多酚，特别是儿茶素和维生素C，茶多酚能促进脂肪分解，加速脂肪从肠道排出；维生素C可促进胆固醇的排出。饮茶的原则是：清淡为好，适量为佳，饭后少饮，睡前不饮，即泡即饮。注意在服药期间不宜饮茶，更不要用茶送服药品。

◇ 牛奶

中国营养学会编著的《中国居民膳食指南2016》推荐，正常成人应该每天吃奶制品，约相当于液态奶300g。牛奶和奶制品富含蛋白质、乳酸、钙、维生素，以及肉类中缺乏的磷脂，是脂肪肝患者的最佳保健食品之一。合并高脂血症者，可选择脱脂牛奶；合并肠道菌群失调者，可选择含有益生菌的酸奶。空腹时最好别拿酸奶充饥，因为空腹时胃内的酸度大（pH值约为2），乳酸菌易被胃酸杀死，保健作用减弱。饭后2小时左右，胃液被稀释，胃内的酸碱度（pH值上升到3～5）最适合于乳酸菌生长，这个时候是喝酸奶的最佳时间。

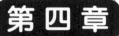

第 四 章

动

体育健身
促进肝脏活力

中医讲究顺时养生，在适当的季节做适当的事。一年四季，寒来暑往，肝病患者要顺应季节和温度的变换，采取不同的运动方式以及防护措施，来达到强身健体、平稳血压的作用。

在运动的时候，一定要将安全性放在首位，开始体育健身活动前，应进行身体检查，全面评价个人身体状况和运动能力，制定适合自己特点的体育健身活动方案。体育健身活动前要做好充分的准备活动，体育健身活动后要做好整理和放松活动。

肝病患者运动要坚持"四个原则"

肝病患者从事体育健身活动，必须遵循以下原则，养成良好的体育健身活动习惯。

◇ 安全性原则

安全性原则是指在体育健身活动过程中，要确保体育活动者不出现或尽量避免发生运动伤害事故，这是参加体育健身活动的首要原则。开始体育健身活动前，应进行身体检查，全面评价个人身体状况和运动能力，制定适合自己特点的体育健身活动方案。体育健身活动前要做好充分的准备活动，体育健身活动后要做好整理和放松活动。

◇ 全面发展原则

全面发展原则是指在体育健身活动中，要使身体各部位都参与运动，使各器官系统的机能水平普遍得到提高，既要提高心肺功能和免疫能力，又要提高肌肉力量、柔韧度等身体素质。因此，要选择全身主要肌群参与的体育健身活动项目，取得全面发展。

◇ 循序渐进原则

循序渐进原则是指科学地、逐步地增加体育健身活动时间和运动强度。循序渐进原则强调要根据自己对体育健身活动的适应程度，逐渐增加运动负荷，使身体机能和运动能力不断提高，以取得最佳体育健身活动效果。

◇ 个性化原则

个性化原则是指根据每个人的遗传特征、机能特点和运动习惯，制定个性化的运动健身方案。在制定运动健身方案时，要进行必要的医学检查和运动能力测试，以便了解每个人的具体情况，使运动健身方案更具个性特征。

体育活动与健身效果

活动类别	活动方式	健身效果
有氧运动（中等强度）	健身走、慢跑（6~8km/h）、骑自行车（12~16km/h）、登山、爬楼梯、游泳等	改善心血管功能、提高呼吸功能、控制与降低体重、增强抗疾病能力、改善血脂、调节血压、改善糖代谢
有氧运动（高强度）	快跑（8km/h以上），骑自行车（16km/h以上）	提高心肌收缩力量和心脏功能，进一步改善免疫功能
球类运动	篮球、足球、橄榄球、曲棍球、冰球、排球、乒乓球、羽毛球、网球、门球、柔力球等	提高心肺功能、提高肌肉力量、提高反应能力、调节心理状态
中国传统运动	太极拳（剑）、木兰拳（剑）、武术套路、五禽戏、八段锦、易筋经、六字诀等	提高心肺功能、增强免疫功能、提高呼吸功能、提高平衡能力、提高柔韧性、调节心理状态
力量练习	非器械练习：俯卧撑、原地纵跳、仰卧起坐等 器械练习：各类综合力量练习器械、杠铃、哑铃等	增加肌肉体积、提高肌肉力量、提高平衡能力、保持骨健康、预防骨质疏松
牵拉练习	动力性牵拉：正踢腿、甩腰等 静力性牵拉：正压腿、压肩等	提高关节活动幅度和平衡能力，预防运动损伤

注：引自国家体育总局《全民健身指南》。

通过心率来掌握运动强度

运动健身只有达到一定的强度才可起到锻炼身体的目的，按照运动时心率的变化运动强度可划分为大、中、小3个级别。

小强度运动对身体的刺激作用较小，运动过程中心率一般不超过100次/分，如散步等。

中等强度运动对身体的刺激强度适中，运动过程中心率一般在100～140次/分，如健步走、慢跑、骑自行车、太极拳、网球双打等。

大强度运动对身体的刺激强度较大，可进一步提高健身效果。运动中心率超过140次/分，如跑步、快速骑自行车、快节奏的健身操和快速爬山、登楼梯、网球单打等。

有良好运动习惯、体质好的人，可进行大强度、中等强度运动；具有一定运动习惯、体质较好的人，可采用中等强度运动；初期参加体育健身活动或体质较弱的人，可进行中等或小强度运动。

在实施体育健身活动方案时，每个人可根据自身情况，科学调整运动强度，以适应个体状况。

运动强度作为运动处方的主要内容之一，要很好地把握运动强度，我们通常把在运动训练中应达到的适宜训练强度称为靶强度。肝病患者运动时要掌握适宜的运动量（即运动时所消耗的能量），既要达到运动效果，又不可过度运动。以运动后微汗，呼吸轻度加快，不影响正常对话，身体无持续疲劳感，未出现或加重原有疾病，饮食、睡眠不受影响为宜。

合适的运动量主要通过客观指标和主观指标表现出来。

◇ 1.客观指标

心率

正常人的心率是每分钟60～90次，运动后的适宜心率计算方法为：运动后的适宜心率=170-年龄。

储备心率

储备心率是最大心率和安静心率的差值，即最大心率－安静心率。运动强度需要动用储备心率的60%～80%。

最大摄氧量

最大摄氧量可以反映人体的运动能力，通过心肺运动试验测定，肝病患者进行运动的合理强度应为最大摄氧量的50%～80%。

◇ 2.主观指标

主观指标是指患者的自我主观感受。若患者在运动过后微汗，心率及呼吸微加快，没有出现胸闷、气喘、乏力等不适感，且轻松愉快、精神饱满，则表明运动强度合适。反之，若运动后出现头晕乏力、胸闷气短、心悸不宁等症状，则表明运动强度过大，应适当减少运动时间或强度。

每次锻炼要有准备活动、训练活动和整理运动3个阶段。

准备活动（5～10分钟）：主要以低水平的有氧运动为主。目的为充分活动各个关节、韧带和肌肉，提高心血管的适应性，预防运动损伤及运动引起的心脏不适症状。

训练活动（30～60分钟）：训练活动包括连续训练和间断训练。体质好的患者可进行连续训练，而肝病严重患者则更适合间断训练。训练时可根据自身情况穿插进行有氧运动、抗阻运动、柔韧性运动和平衡运动。

整理运动（5～10分钟）：即运动过后的放松，目的在于使血液由四肢逐渐回到心脏，避免心脏负荷突然增加诱发心脏事件。整理运动至关重要，不能省略不做。且根据病情的严重程度应适量延长整理运动时间。

掌握合理的运动强度及时间，患者不仅更易坚持，而且还能达到良好的训练效果。

运动健身活动强度划分及其监测指标

运动强度	心率/（次/分）	呼吸	主观体力感觉（级）
小强度	<100	平稳	轻松
中等强度	100～140	比较急促	稍累
大强度	>140	急促	累

顺应节气和温度，
择"季"而动好处多

中医讲究顺时养生，在适当的季节做适当的事。一年四季，寒来暑往，肝病患者要顺应季节和温度的变换，采取不同的运动以及防护措施，来达到强身健体、平稳血压的作用。

◇ 春季锻炼要循序渐进

一年之计在于春，春季万物萌动，气候宜人，是富有生命力的季节，给人一种生机勃勃的感觉，令人心情舒畅。

春季肝气旺盛而升发，适当的运动训练有利于人体吐故纳新，强筋健骨，充养脏腑。此时最适合的运动就是春游和爬山，在游玩中不但会得到很好的运动锻炼，也会拥有良好的心情。

春季也可以根据自身情况进行太极拳、太极剑、体操、散步、慢跑等活动。运动时应注意要循序渐进地增强运动量，切勿忽然进行高强度的剧烈运动。

◇ 夏季运动可选择晚上进行

夏季气温较高，运动时最好避开高温天气，以防中暑。夏季运动会消耗机体内的大量水分，若补液不及时，会使血液黏稠，容易突发心血管疾病。

夏季进行运动，最好选择一天中相对凉快的晚上进行，适合的运动有太极拳、健身操、散步、游泳等。在锻炼时，应穿较松软、宽大、色浅的衣服，这样有利于身体散热。若运动后出汗过多，应补充淡盐水且用热水洗澡。可在运动前补水300mL，运动中每间隔20分钟补水200mL，注意不要喝冰水。

◇ 秋季适合郊游、散步

秋季秋高气爽，天朗气清，温度也较适宜，适合的运动有郊游、散步、跑步等。

秋季气温逐渐降低，运动量可适当增加，每次运动以轻微出汗为宜。若运动后出汗较多，切勿着急减少衣物，避免感冒。在夏、秋季的阴雨天气锻炼时，由于气压和氧压较低，容易出现胸闷气喘等症状，同时由于阴雨天气户外路面湿滑，可能导致摔倒等意外。建议在阴雨潮湿的天气里选择在室内运动，且以自身感受舒适为运动目标，切不可为了完成运动量而过度锻炼，以免引发意外。

◇ 冬季避开寒冷

冬季天气较为寒冷，应多选择在室内进行运动，避免外出接触冷空气。适合的运动有爬楼梯、健身操等。如果在室外活动，可以做一些热身运动，戴口罩、帽子等御寒衣物，减少体表暴露面积，注意保暖。

冬季如果选择室外锻炼要避开早晨，因为早晨受冷空气影响，大气上下对流相对较慢，各种工业、生活排出的废气扩散缓慢，户外空气相对污浊，锻炼环境较差，最好选择在太阳出来后再外出锻炼。

好肝是这样"炼"成的
——不同肝病患者的运动禁忌

◇ 肝炎急性发作期要注意卧床休息

急性肝炎发作时治疗的主要措施之一就是休息，患者不宜运动，此时一定要卧床休息，一般应持续休息到黄疸消失为止。卧床休息有助于肝脏的血液供应充足，保证肝脏的氧和营养的供给。

这一时期患者会表现为在短期内出现不明原因的低热，全身瘫软无力、食欲减退，伴有恶心、呕吐、厌油及小便尿黄、黄疸等症状，短期休息也不见好转。借助于先进的化验手段，可见转氨酶的升高，尿中胆红素阳性，B超提示肝大。此时要注重饮食的调理，多饮水。

静脉曲张出血和临近昏迷期的患者，更应该卧床休息。在肝功能不全的初期，有不少患者呈兴奋状态，狂暴躁动，这时候仍处于可逆性状态，如治疗得当，能避免患者陷入昏迷，也就是肝性脑病。

急性肝炎到了恢复期，患者可以进行适当的活动，要注意"动静结合，循序渐进"。一直到症状消失，肝功能检查正常后，患者就可以每天进行一定时间的锻炼了。这些锻炼要活动量小，如散散步、打打太极拳。这样再经过一两个月的密切观察，病情始终稳定，肝功能也正常，患者就可以恢复工作。一开始半日工作，逐渐过渡到全日工作。

◇ 慢性肝病患者如何做运动

患有慢性肝炎或肝炎综合征（肝炎已痊愈，只遗下若干轻微症状）的患者，只要肝功能正常或接近正常，且经过一段时间观察较稳定，自觉症状不明显，就可以进行适当的运动。

运动一方面可改善患者的精神状态，如神经过敏、失眠或情绪低落等；还有助于加快身体的新陈代谢、减轻肝脏淤血、增进食欲。初期的运动形式以散步、打太极拳等低强度运动为宜。

单杠、双杠、举重等运动不适合慢性肝病患者，因这些运动需要屏气用力，会使腹肌过分紧张。

慢性肝病患者每次运动时间不要过长，不用刻意强调运动量，当稍微出现疲劳即可结束运动，因为肝炎患者的耐力较差。每天体育运动的时间可在上、下午各进行一次。不要在空腹以及饭后过饱时运动。

◇ 肝炎痊愈后可加大运动强度

肝炎痊愈后，如没有任何不适症状，肝功能检查也正常，就可逐渐加大运动量。这一时期也要重视定期检查，如在身体检查时发现肝脏变大，但没有肝炎的临床表现和其他症状时，就要注意不要做快跑、打球等过于剧烈的高强度运动，以免引发危险，可做一些健身操、太极拳等对抗性比较小的运动，同时密切观察健康状况和运动后的反应。如果在运动时有肝区疼痛、呕吐等状况，就应该减少运动量，甚至暂停运动，进一步明确诊断。

◇ 脂肪肝运动前要分清类型

并非所有脂肪肝患者都适宜参加体育运动。营养过剩性脂肪肝伴有心脑肾等合并症者，不宜参加运动或需在医生指导下进行适量的运动。

适宜运动的脂肪肝患者每天都应该坚持运动，最好每次都维持在1小时左右。采取哪种运动方式并不重要，关键是自己喜欢，有兴趣坚持下去。同时，必须达到一定的运动量。

根据中华医学会肝病学分会脂肪肝和酒精性肝病学组制定的《非酒精性脂肪性肝病诊疗指南》，坚持有氧运动6个月后，患者体重的下降幅度应保证平均每月不到0.45kg，或体重指数＞27kg/m²合并血脂、血糖、血压其中两项异常者才考虑药物降脂治疗。在运动锻炼的同时，要控制饮食，尤其要少食脂肪、糖类食物。

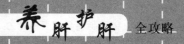

◇ 肝癌患者术后适量运动有助于快速恢复

癌症患者在手术后常常会出现腹胀、排便排气障碍，甚至出现肠粘连。适当下床散步，可以改善血液循环、增强肠蠕动，预防肠粘连，恢复脏器的正常功能。放化疗的时候，会损伤正常组织细胞，此时不宜进行运动量大的锻炼，而散步可自己掌握，量力而行。至于康复期患者可以量力而行。

散步可以不拘季节，也不受空间限制，无论在乡间的田野小路上缓缓漫步，或是在城市林荫道上信步而游，都会使人神清气爽，心旷神怡。

散步的时候也要注意一些细节：散步时要抬起头，让脖子和脊柱的其他部分形成一条直线。确保肩膀放松，把肚子收起来。对于一些刚进行完手术的患者来说，要循序渐进，量力而行。时间可长可短，做到形劳而不倦，勿令气乏喘嘘。

◇ 户外运动要关注空气质量

长期暴露在被污染的室外空气中会诱发肺癌，此外空气污染还与膀胱癌患病率的增加有直接关联。所以，在户外运动的时候，一定要注意空气质量，要留意环保或气象部门公布的空气质量指数。

根据我国2012年发布的《环境空气质量指数（AQI）技术规定（试行）》（HJ 633—2012）规定：空气污染指数划分为0~50、51~100、101~150、151~200、201~300和大于300六挡，对应于空气质量的6个级别，指数越大，级别越高，说明污染越严重，对人体健康的影响也越明显。

空气污染指数为0~50，空气质量级别为一级，空气质量状况属于优。此时，空气质量令人满意，基本无空气污染，各类人群可正常活动。

空气污染指数为51~100，空气质量级别为二级，空气质量状况属于良。此时空气质量可接受，但某些污染物可能对极少数异常敏感人群健康有较弱影响，建议极少数异常敏感人群应减少户外活动。

空气污染指数为101~150，空气质量级别为三级，空气质量状况属于轻度污染。此时，易感人群症状有轻度加剧，健康人群出现刺激症状。建议儿童、老年人及心脏病、呼吸系统疾病患者应减少长时间、高强度的户外锻炼。

空气污染指数为151～200，空气质量级别为四级，空气质量状况属于中度污染。此时，易感人群症状进一步加剧，可能对健康人群心脏、呼吸系统有影响，建议生病患者避免长时间、高强度的户外锻炼，一般人群适量减少户外运动。

空气污染指数为201～300，空气质量级别为五级，空气质量状况属于重度污染。此时，心脏病和肺病患者症状显著加剧，运动耐受力降低，健康人群普遍出现症状，建议儿童、老年人和心脏病、肺病患者应停留在室内，停止户外运动，一般人群减少户外运动。

空气污染指数大于300，空气质量级别为六级，空气质量状况属于严重污染。此时，健康人群运动耐受力降低，有明显症状，提前出现某些疾病，建议儿童、老年人和患者应当留在室内，避免体力消耗，一般人群应尽量避免户外活动。

慢跑——有氧运动益健康

慢跑也叫缓跑或缓步跑，是一种中等强度的有氧运动，目的在以较慢或中等的节奏来跑完一段相对较长的距离，以达到热身或锻炼的目的。慢跑是一项比较安全的运动，一般不会增加身体的负担。

慢跑虽然动作简单，但如果姿势不正确，不仅达不到理想的健身效果，还有可能给身体带来损害。慢跑时的节奏应该尽可能地维持不变，躯干伸直，将下巴稍微抬高，眼睛看向远方，轻轻握拳，双臂弯曲置于身体的两侧，有节奏地自然摆动。保持这种姿势，脊背就会自然伸直，骨盆会向前移动，双脚变得轻盈，并且气管通畅，呼吸顺畅。

跑步的时候要善于利用地面的反作用力，而不是用力踢地面。在慢跑时也不要有多余的弹跳，身体上下跳动时，会消耗很大的能量，而且会增加脚掌和膝盖的负担和受到伤害的概率。

如果是缩着下巴、双眼的视线向下时跑步，脊背容易弯曲，肩膀也容易用力，这种姿势会使得脚部沉重，膝盖容易受伤。

慢跑的时候，呼吸同样应该有节奏，用鼻子吸气，嘴巴呼气，以避免出现岔气。对于初学者或是中断体育运动较长时间的人来说，一开始每次运动最好不要超过10~15分钟，中间可以有一个慢走的过程。慢跑时间可以在一个月内逐步提升到20分钟。

进行慢跑时，如果还想达到减轻体重的目的，每天就必须要坚持运动约1小时左右，一周持续5天以上，每次消耗大约300kcal的能量。慢跑再搭配饮食控制会取得更好的效果。饮食控制只需要将早餐和午餐的主食减少一半即可。

如果是只想维持现在的体重，一天运动可保持在30分钟左右。

在跑步的时候，有的人会出现腹部一侧疼痛的症状，这多是由于运动时血液集中到肌肉，使得内脏血液不足而产生的疼痛。遇到这种情况应该降低跑步的速度，或者停下来休息一会儿。

散步——姿势不对影响效果

散步是一种比较悠闲的运动，速度以每分钟60～90步为宜，每次20～30分钟。长期以来人们只是更多地把它当成茶余饭后休闲的一种随意活动。随着社会的发展，散步在医学领域中的重要价值正越来越受到人们的普遍关注。

散步也要注意姿势，不要低头含胸或者身体倾斜，要抬头挺胸、收腹、两眼平视前方，保持脊柱直立。如果低头含胸，会挤压肺部的舒展空间，影响呼吸，不利于心肺功能。时间一长，就会发现自己的呼吸非常浅，往往气息还没有进入肺就被匆忙吐出，不利于身体的供氧。身体倾斜，会导致身体失去平衡，不利于脊柱健康，容易罹患腰椎间盘突出等疾病。走路最好前脚掌着地，不要后脚跟先落地，否则会使大脑处于不停振动中，易引起一过性头晕。散步的时候也不要背着手，因为背着手走路不能充分活动身体各部位，也不利于身体放松，进而难以达到较好的运动效果。

散步的时候手里不要拿太多的东西，更不宜拎着重物。一边散步，一边按摩腹部，还可以防治消化不良和肠胃道慢性疾病。

散步最适合在饭后20～30分钟进行，如果饭后立马运动会导致血液运送到全身其他部位，胃肠的血液供应就相应减少，食物得不到充分消化。有研究将41位得了糖尿病的成人随机分成两组，两组都要求他们每天散步30分钟。差别在于一组可选择任何时候出去散步，只要累积到30分钟就行。另外一组则要求必须在饭后一定时间出去散步，每天累积30分钟。结果显示，在餐后散步的这群人，血糖的控制程度明显比随便时间去散步的另一群人平均提高了12%。散步的地点要选择空气清新、草木茂盛的地方，这些地方的含氧量高，对全身有益。起始最好走上坡路，可挺胸、抬头，有利于腰膝锻炼，返回时走下坡，利用惯性，全身有节奏地运动，以利全身放松。如果室外风比较大，那就逆风开始散步，然后顺风返回，这样可以避免因为散步时出汗而受凉。

太极拳——适合老年患者练习

太极拳属于我国民族传统体育养生术，具有轻松柔和、连贯均匀、圆活自然的特点，对神经系统、呼吸系统、循环系统、消化系统、内分泌系统、泌尿系统、运动系统等都有良好保健作用。再加之太极拳要求意识引导动作，配合深、长、细、缓、匀的呼吸，练习之后，周身经络疏通、血脉流畅、身心舒适、精神爽快，很适合老年人练习。

练太极拳动作姿势的基本要求是虚灵顶劲、含胸拔背、松腰敛臀、沉肩坠肘、舒指坐腕、尾闾中正。规范的太极拳技术要求气沉丹田、圆裆活髋、内鼓外安、运动如抽丝、迈步如猫行，各种基本技术动作要做到起点准确，运行路线清楚，止点到位，动作连贯，上下相随，手眼配合，从而使身法自如。太极拳极为关键的是体悟，贪快贪多对体悟是不利的，过度的运动量会导致体力不支，动作变形，影响"内听"身体内部感觉，甚至可能形成错误的体悟感觉。

有基础疾病的中老年人练习太极拳前要做好准备活动，运动量应以不心慌、不气促为度，锻炼的强度不能超过自己的承受能力，以稍感疲劳为宜。在练习时，如出现心悸、胸闷等不适症状，应立即停止练习。

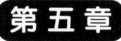

第五章

养

健康肝脏
全家总动员

病来如山倒，病去如抽丝。肝病不像感冒那样来得快去得也快，所以患者一定要做好长期治疗和调养的心理准备。在日常生活中，除了积极遵医嘱外，自己也要多掌握肝病方面的知识，做好日常的调理和保健工作。

肝病患者如何处理婚姻和性生活

性生活是夫妻生活的重要组成部分，正常的性生活不仅能增进夫妻间的感情，而且对神经、内分泌系统具有良好的调节作用，有利于患者保持积极向上的生活态度和健康的生活方式，促进患者身体康复。某些肝炎病毒的传染性虽然较大，但在夫妻间传染造成慢性感染仍是较少的。所以，肝病患者自己及配偶都不该以疾病为由对性生活完全禁止，应从自己的身体和病情发展来考虑，合理安排。

◇ 依病情和身体状况而定

一般来说，急性期肝炎或慢性肝炎活动期的患者，如果出现肝功能明显异常，特别是在转氨酶不稳定和有黄疸的时候，一定要禁止性生活，以避免过度劳累，加重病情。因为在过性生活时，人体高度兴奋，血液循环加速、血压升高，使心、肝等器官的工作负荷加大。

急性肝炎患者在病情治愈后半年，慢性肝炎患者肝功能持续平稳后，可以有节制地过性生活。

肝脏受损，有时候也会影响性欲。这是因为正常肝脏对体内性激素的水平能起到一定的平衡作用，当肝功能不全时，肝脏对雌激素的灭活作用减弱，引起雌激素与雄激素的比例失调，可导致性功能障碍。肝病患者有此情况时，要顺其自然，认识到这是疾病所致，不要勉为其难。待病情得到控制，进入恢复期后，体内性激素代谢得到调整和恢复正常，性功能可逐步恢复正常。

酒精性和脂肪性肝病患者大多没有明显症状，部分患者存在肝区不适、腹胀、食欲减退、阳痿、月经不调、乳房发育异常等表现，但性生活不是禁忌。少数患者肝功能轻度异常，应暂时禁欲一段时间，待肝功能恢复后便可恢复性生活。

◇ 性生活不宜过频繁

肝病患者性生活不宜过频，一般青年人每周不超过1～2次，中年人每1～2周1次。若患者存在明显不适，或者处于肝功能不良期，特别是转氨酶不稳定或持续升高，或出现黄疸时，应停止。

肝病患者性生活时应把握好度，以第二天没有明显的疲乏、精神不振等为标准，如果有此类症状，说明性生活过度，应进行纠正。有研究发现，病毒性肝炎患者以及乙型肝炎病毒携带者，一旦放纵性生活，可能引起肝病爆发、复发或加重。

◇ 性生活做好防护措施

乙型、丙型病毒性肝炎患者在性生活时应使用避孕套，以防止通过精液、阴道分泌物造成肝炎病毒相互感染。

患有肝病的育龄妇女，宜使用避孕套、阴道隔膜及外用避孕药膜来避孕。应避免服用避孕药，因避孕药中的雌性激素在肝脏内分解，可加重肝脏负担，可能使病情恶化。肝功能不良的妇女不宜放置节育环避孕。

药到病自除，
肝病患者日常用药注意事项

病来如山倒，病去如抽丝。肝病不像感冒那样来得快去得也快，所以患者一定要做好长期治疗和调养的心理。在日常生活中，除了积极遵医嘱外，自己也要多掌握肝病方面的知识，做好日常的调理和保健工作。

◇ 慢性肝炎患者要按时吃药

慢性肝炎患者在进行抗病毒治疗的过程中一定要按时服药。现在对于乙肝患者来说有两大类药物，即干扰素和核苷类药物。干扰素的副反应多一些，治疗检测的频次多一些。口服核苷类药物也要进行定期检测，但因为其副反应比较少，随访的间隔要长一些。但是不管是哪一种治疗方法，都应该在医生的指导下进行。

大部分核苷类药物都是一天一片，吃起来非常方便，而且不影响正常的工作和生活，但是不能忘服，也不能随便停药。有些患者在停药以后会出现病毒反弹，甚至会引起肝功异常，严重者还会引起肝脏衰竭，所以千万不要擅自停药。

◇ 乙肝患者要预防耐药性，初治策略很重要

乙肝的初次治疗在很大程度上决定了最终的治疗效果，慎重选择初治策略，有助于迅速持久地控制病情，远离耐药困扰，从而拥有较高的生活质量。

慢性乙肝是乙肝病毒感染引起的慢性疾病，乙肝病毒持续复制会引起肝脏组织的炎症和损伤，而现有的医学水平还未能彻底清除患者体内的乙

肝病毒，只有将病毒持续控制在尽可能低的水平，才能遏制疾病向肝硬化、肝癌发展。

耐药性是不少患者最担心的问题。耐药会导致抗病毒药物失效，病毒反弹，患者不得不加用药物或者更换药物，这不仅会增加额外的治疗成本，而且会大大增加后续治疗方案发生耐药的可能性。因此，患者进行初次治疗时，可在医生指导下，根据自身情况，选择强效抑制病毒、高耐药基因屏障的药物，从而免受耐药困扰，持久稳定地控制病情。

肝病常用药物及注意事项

药物名称	注意事项
熊去氧胆酸	用于治疗胆汁淤积性肝病、脂肪肝、各型肝炎、中毒性肝障碍等。总体上不良反应少，主要是腹泻，发生率约为2%，其他偶见不良反应可有胰腺炎、便秘、胃痛等
联苯双酯	短期降丙氨酸氨基转移酶作用肯定，但远期疗效差，容易反跳，对肝炎主要症状如肝区痛、乏力、腹胀等的改善有一定作用
葡醛内酯	用于急慢性肝炎的辅助治疗，偶有面红、轻度胃肠不适，减量或停药后即消失
双环醇	可用于治疗慢性肝炎所致的氨基转移酶升高。服用本药后，个别患者可能出现的不良反应均为轻度或中度，一般无需停药，或短暂停药，或对症治疗即可缓解
多烯磷脂酰胆碱	本品为高碳多烯酰卵磷脂与氯化胆碱的复合物，具有保肝、强肝，促进脂质代谢和抗脂肪肝等作用。不良反应主要有：增加口服剂量时偶可见胃肠不适、腹泻等；极少数患者可对本品注射液中的苯甲醇产生过敏反应
甘草酸二铵	适用于伴有谷丙氨基转移酶升高的急、慢性病毒性肝炎的治疗。不良反应主要有纳差、恶心、呕吐、腹胀，以及皮肤瘙痒、荨麻疹、口干和水肿，心脑血管系统有头痛、头晕、胸闷、心悸及血压增高等
水飞蓟素	用于慢性肝炎及肝硬化的支持治疗。不良反应为偶尔发现有轻度腹泻

"春夏养阳，秋冬养阴"，老中医的养肝护肝经

中医学将一年四季的养生要诀归纳为春生、夏长、秋收、冬藏，即所谓"春夏养阳，秋冬养阴"。

◇ 春补肝血

立春之时，人体阳气旺于阴精，春与人体五脏之肝相应，肝中精气在春天最为旺盛，而肝气的盈亏对人体都产生不同影响，所以"春宜养肝"，即春天应补肝血，滋肝阴，调畅肝气。

春季的气候特点主要是风大，要注意"春捂"。特别是在初春时节，乍暖还寒之际，不要早早地脱去棉衣，仍应注意保暖、防风。春季，人的肝火旺盛，容易生气、发怒，所以更要调节自己的情绪，保持心情舒畅，以利肝脏。这一季节要少吃油腻、辛辣、过甜、过酸、过咸的食物，饮食要甘润。枣、藕、百合、山药等甘甜、滋润的食物能调畅气息，是春季非常好的养肝食材。

《黄帝内经》认为，以人体五脏为中心，五色与五脏相配，五色即红、青、黄、白、黑，红主心，青主肝，黄主脾，白主肺，黑主肾。所谓青色，是一种介于蓝色和绿色之间的色彩。中医认为"青"对应到人体的肝脏部位，青益肝气循环、代谢，有益消除疲劳、舒缓肝郁、防范肝疾，能明目、保健视神经，提升免疫功能。绿豆、黄瓜、西蓝花、毛豆、芹菜、菠菜、竹笋、番石榴、菠菜、芦笋、韭菜、青椒、小白菜、猕猴桃、海带等青色食物，对人体的肝、胆养生都有帮助。

◇ 夏防中暑

夏季天气炎热，一定要注意预防中暑。虽然各种人群均可受到高温中暑影响，但婴幼儿、65岁以上的老年人、患有精神疾病以及心脏病和高血压等慢性病的人群更易发生危险，应格外予以关注。起居上，夏季宜晚睡早起，中午可小憩片刻，适当接受阳光的照耀，不可避热趋凉、贪吃冷饮太过，不要整天待在空调房中，以免损伤阳气。

夏季饮食上宜多食用一些当令食物，如西瓜、番茄、黄瓜、乌梅、甜瓜等，以消烦止渴、生津利尿，防止暑气耗伤人体气阴，但不宜过食生冷食物，导致机体抵抗力降低，引发胃肠疾病。多吃具有清利湿热作用的食物，如薏仁、茯苓、莲子、赤豆、蚕豆、绿豆、苦瓜、鲫鱼、芹菜等。平时可多喝粥调理脾胃，如绿豆粥、赤小豆粥等，以方便体内湿热的排泄。肝病患者在夏季更要注意保证蛋白质的充足摄入，鱼、虾、蛋、奶、大豆等都属于优质蛋白的来源。

◇ 秋季防燥

秋季气候干燥，早晚温差大，也是高血压、冠心病、心肌梗死等疾病的高发季节。起居上，患者应当早睡早起，安神定志，节制性生活，顺应秋令阴精的收藏。慢性肝病患者病程较长，多体质偏虚，更应注意天气变化，及时添加衣物，防止受凉而感受外邪发病。

根据五行五色的原理，白色食物最能防燥热。做菜时，可以选择白萝卜、白菜、冬瓜、百合、银耳、莲藕等。其中，白菜、萝卜功效最好。秋天肺功能偏旺，要少吃辛辣食物，以免"火上浇油"使得肺气更旺盛，进而还会伤肝气，因此，秋季要少吃葱、姜、蒜、韭菜、辣椒等辛味食物，可适当多吃些酸味食物，如苹果、石榴、葡萄、柚子、柠檬、山楂、番茄等，以补肝气。

如感到困倦、胃脘胀闷，可服用香薷、厚朴、扁豆等；如感到气短、咳嗽、胸闷等，可服用太子参、黄芪、山药等；如感到口舌干燥，或发热咳嗽等，可服用玉竹、贝母、百合、枇杷叶等。

◇ 冬季防寒保暖

在寒冷天气，人体的平均收缩压比夏季高约12mmHg，平均舒张压比夏季高约6mmHg，且气温每下降1℃，收缩压上升1.3mmHg，舒张压上升0.6mmHg。血压波动性增大带来的最主要的危险就是心血管疾病发病率上升，尤其是脑出血、缺血性脑卒中、心肌梗死和急性心衰等的发病率会明显增多。因此，年龄比较大的患者冬季要特别注意加强保健。日常生活和工作中要注意防寒保暖，在寒潮过境的大风雨雪天尽量不要出门，以避免寒冷刺激。

中医认为人体在冬季的饮食养生原则是：多食温热，少食寒凉，养阴助阳。这一季节由于气温低，人们会不自觉地摄入较多的高脂肪、高蛋白、高热量食物，再加上缺乏运动，会进一步加重肝脏的负担。因此，有脂肪肝的人在饮食上，要少吃动物内脏、甜食和油炸食品，适当进食一些具有抗脂肪肝作用的食物，比如燕麦、玉米、荞麦、海带、香菇、洋葱、茄子和苹果等，有利于降低血脂和胆固醇。

节假日勿忘保肝

节假日里，人们可以把平时工作中的压力暂时放置一边，有了更多的空余时间来吃喝玩乐。对于肝病患者来说，如果不重视身体，大吃大喝，有可能加重病情，特别是年龄较大的患者。这方面的案例在实际生活中并不鲜见。

节日里要想不增加肝脏的负担，就要从饮食和作息上考虑。一些人在节日里犯病，多与饮食不当有关，较常见的是连续进食高脂肪、高热量、低维生素、低纤维素的食物以及饮食不洁引起的胃肠炎、肠炎等。肝病患者在节日里一定不能放松保护肝脏的念头，饮食要规律，不要吃太多油腻的食物，少吃剩菜、剩饭，每餐饭以七八分饱为宜。主食要以谷类粗粮为主，可以适量增加玉米、燕麦等成分，要注意增加深色或绿色蔬菜的比例。节假日里要提醒自己多喝水，尤其是多喝白开水，这样可以促进人体的新陈代谢，减轻大量肉类食物和酒对肝脏的危害。

节日里，亲戚朋友相见难免会喝几杯，但酒精会导致肝脏受损。因此，节日里切莫贪杯，烈性白酒不要喝，啤酒、果酒也不可多喝。如果在节假日依旧服药，一定不要饮酒，以免加重肝脏损伤。

在作息方面，过节期间亲人团聚，痛痛快快地玩一玩，是人之常情。不过，玩要有度，切不可通宵夜战，尤其是心血管不甚健康的老人。熬夜对肝脏也不利，会加重肝病。

按摩穴位，轻轻松松护肝

穴位按摩是以中医理论为基础的保健按摩，以经络穴位按摩为主，其手法渗透力强，可以放松肌肉、解除疲劳、调节人体机能，具有提高人体免疫能力、疏通经络、平衡阴阳、延年益寿之功效。

按摩时选择自我感觉舒适的姿势，让全身放松。手指的按摩力度要合适，不能过重但也不能过轻，否则达不到效果。

◇ 三阴交——益肾平肝

三阴交的"三阴"是指足三条阴经，也就是足太阴脾经、足少阴肾经和足厥阴肝经，"交"即交会，三阴交是足三阴经的交会之处，因此得名。三阴交位于小腿内侧，足内踝高点上3寸、胫骨内侧缘后方，正坐屈膝成直角取穴。三阴交作为足三条阴经的交会穴，具有健脾理血、益肾平肝的作用，可以辅助治疗许多与中医肝、脾、肾三脏相关的疾病。按摩时可用食指和中指的指腹按压或顺时针按揉此穴，使局部

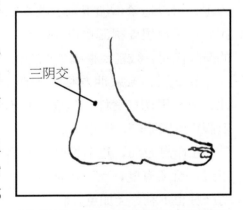

产生轻微酸胀感。每天晚上9点～11点，三焦经当令之时，按揉两条腿的三阴交各15分钟。按摩手法也可以用叩击法，就是一手握拳有节奏地叩击对侧三阴交穴，20次左右，交替进行。

◇ 大敦——清肝明目

大敦位于足大趾末节外侧，距趾甲角约2mm处。大敦是肝经的井穴，"井"就是源头的意思，肝经由此巡行到生殖器、肝脏、脑、眼等部位。大敦可以按摩，也可以艾灸，能达到清肝明目之功效，可使人头脑清晰、神清气爽。经常点按大敦，对便秘、心绞痛、冠心病、胃脘痛、尿血、遗尿、冷感症等均有辅助治疗作用。

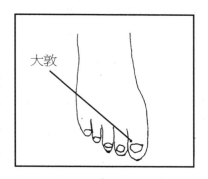

◇ 太冲——调动肝经元气

太冲在足背上第一、二脚趾缝向上，大约有两指宽的地方，在两个骨头之间，按下去会有很强的酸胀或胀疼感。太冲为人体足厥阴肝经上的重要穴道之一，是肝经的原穴。原穴的含义有发源、原动力的意思，也就是说，肝脏所表现的个性和功能都可以从太冲找到形质。按摩时可用右手食、中两指指腹按住太冲皮肤，然后垂直用力，带动穴位皮肤作缓慢的圆形按压，以穴位有明显的酸胀感为度。按摩刺激太冲穴，

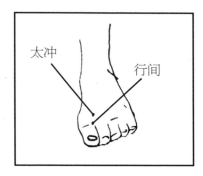

能很好地调动肝经的元气，使肝脏功能正常，有助于缓解肝阳上亢引起的头痛、头晕、眼胀、脾气暴躁、高血压、心慌等症状。

◇ 行间——改善肝火太旺

行间位于大脚趾和二脚趾缝上，第一、二趾间，趾蹼缘的后方赤白肉际处。它是一个火穴，肝属木，木生火，如果肝火太旺，就泻其心火。而行间就是一个泻心火的穴位。由肝气郁滞引起的心情烦闷、抑郁、月经不调、痛经等，都可以刺激行间。按摩时找到行间，按压到有酸胀感后，休

息5秒钟再按，一共20次。

◇ 肝俞——补肝阴

肝俞在第9胸椎棘突下，旁开1.5寸。取穴时可从两个肩胛骨下缘的连线和脊柱的交点向下数两节椎体，然后在这节椎体的下旁开中、食指两指处即是。该穴位是肝的背俞穴，是肝的元气在身体背部汇聚而成的"水潭"，肝俞是养肝不可缺少的养生要穴。肝俞与太冲搭配，在中医里属于"俞原配穴"法，能够补肝阴，养肝柔肝。按摩肝俞可改善肝郁气滞引起的胁肋疼痛、目胀、头晕、胸部憋闷、善太息，女性乳房胀痛、月经不调、痛经等问题。按摩肝俞时，手法要轻柔，按摩15分钟左右即可。

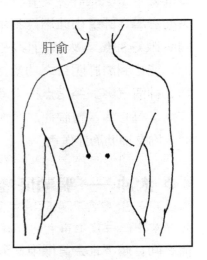

肝俞

◇ 阳陵泉——疏肝理气

阳陵泉位于小腿外侧，当腓骨头前下方凹陷处。阳陵泉是胆经上的一个穴位，有疏肝利胆的作用，对于气机不畅的胸胁胀痛最为适宜。按摩时可用大拇指顺时针方向按揉阳陵泉穴约2分钟，然后逆时针方向按揉2分钟。若同时配合敲胆经，点肝经的太冲、曲泉，则疏肝理气的效果更好。

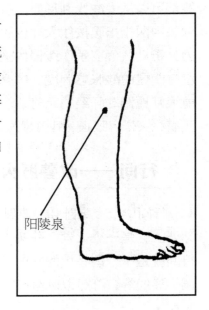

阳陵泉

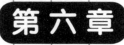

防

专科医生的肝病预防建议

　　一旦发现感染了乙肝病毒，很多人都会感到压力重重，而这种压力也会"传染"给他们的家人。要释放家人的压力，必须要学会保护家人，让家人在健康和理解的氛围中支持自己与乙肝做斗争。

　　各种肝炎中，乙肝和丙肝的传染性较强，且可通过母婴传染，妇女在怀孕妊娠时要特别引起注意。

　　预防乙肝病毒，接种乙肝疫苗是最经济、最有效的方法。

预防肝炎的"六脉神剑"

◇ 第一剑：防甲肝严把"入口"关

甲型病毒性肝炎主要通过粪-口途径经过消化道传播，人一旦被甲肝病毒感染，首先在消化道中增殖，之后病毒还会继续在血液白细胞中增殖，最后进入肝脏，在肝细胞内复制繁殖。一旦易感者食用了含有甲肝病毒的食品或未经煮沸或煮熟的污染水和食物，或生食未清洗干净的用粪便浇灌过的蔬菜、水果等均可患上甲型肝炎。

个人卫生习惯不好，居住环境拥挤，人口稠密且卫生差的学校、工厂、农村、托幼机构中更容易发生甲型肝炎的感染和流行。此外，一旦水源被污染也可引起甲肝的暴发流行。

预防甲肝要从个人卫生做起，从"入口"关就斩断其传播途径。自来水必须煮沸饮用；饭前便后要用流动的水将手清洗干净；入口的食物要保证干净并彻底煮熟，尤其是海鲜类；外出就餐要选择卫生条件好的饭店，不要购买或食用来路不明或路边不卫生摊点的食物。

如果不小心接触到甲肝患者，没有发病时，可以做被动免疫，如接种丙种球蛋白，它可以在血液中阻断病毒，防止甲肝病毒进入肝脏。

◇ 第二剑：注射疫苗防乙肝

预防乙肝病毒，接种乙肝疫苗是最经济、最有效的方法。一般情况下，与乙肝患者接吻、吃饭、握手、拥抱不会传染乙肝，但如果在接触过程中，对方的皮肤、黏膜有破损，接触到患者的血液时，就有可能感染乙肝病毒。

　　凡是未感染过乙肝病毒的人，均可以注射乙肝疫苗。乙肝疫苗的接种对象主要是：所有新生儿，尤其是乙肝病毒表面抗原携带的母亲所生的新生儿；托幼机构的幼儿和学校的儿童；医务人员，特别是工作于传染科、口腔科、血透室、妇产科、外科、手术室、血库等经常接触血液的医务人员；乙肝病毒携带者的配偶和家庭接触者；使用血液制品者及供血者；集体居住的人员；乙型病毒性肝炎高发区的工作者和旅游者；静脉吸毒者；同性恋者；器官移植接受者等。

　　乙肝疫苗可以和流脑疫苗、卡介苗、百白破、脊髓灰质疫苗、乙脑疫苗、含麻疹成分疫苗、甲肝疫苗等同时接种。乙肝疫苗和其他疫苗同时接种时要在不同部位分开接种。

乙肝疫苗接种禁忌人群

已知对该疫苗所含任何成分（包括辅料、甲醛以及抗生素）过敏者

患有急性疾病、严重慢性疾病、慢性疾病的急性发作期和发热者

妊娠期妇女

患未控制的癫痫和其他进行性神经系统疾病者

◇ 第三剑：阻断乙肝母婴传播渠道

　　乙肝病毒可以通过母亲传染给婴幼儿，即常说的母婴传播，这也是乙肝病毒最主要的传播途径之一。母婴传播的途径主要有3种：婴儿在母体内通过血液循环而感染乙肝病毒的宫内传播；在分娩时婴儿的皮肤、黏膜擦伤或胎盘剥落时感染母亲血液中的乙肝病毒；出生后，婴儿与母亲密切接触、母乳喂养时的传播。

　　预防母婴传播，应重点放在婚检和罹患乙肝的孕妇的治疗上，同时全

面落实新生儿的乙肝疫苗预防接种。如产妇是乙肝病毒感染者，其血液检测结果显示病毒传染性比较强，新生儿出生后在24小时以内，让其接种乙肝疫苗，同时接种乙肝免疫球蛋白，就能有效预防乙肝的母婴传播。

自2002年起，我国将乙肝疫苗纳入全国儿童计划免疫范围，免费为新生儿接种。

新生儿乙型肝炎疫苗全程免疫共需接种3针，免疫程序为0、1、6个月，即出生后24小时内接种首针乙肝疫苗，1个月和6个月接种第2及第3针乙肝疫苗。乙肝疫苗首针及时接种和全程接种是保证乙肝疫苗保护效果的关键。首针乙肝疫苗要求在出生后24小时内接种，且越早越好。

◇ 第四剑：让血液安全循环，消灭丙肝病毒

丙肝的主要传播媒介是血液及血液制品，人体感染了丙肝病毒后一般有7周左右的潜伏期。这种肝炎相当隐匿，不像乙肝感染后会有明显的乏力、食欲减退或是低热，即使出现，症状也相当轻，很容易忽视。丙肝如果不及时治疗，容易导致慢性肝炎，进而引起肝硬化。

目前，预防丙肝没有特效的疫苗，主要是要把好血液关。

丙肝病毒很容易通过静脉注射毒品传播，因此要拒绝毒品，不共用针具静脉注射毒品。

输血和血制品是其传播途径，故应大力倡导无偿献血，杜绝非法采、供血，避免不必要的注射、输血和使用血液制品；到正规的医疗卫生机构进行注射、输血和使用血液制品，可大大减少感染丙肝病毒的风险。

丙肝容易通过破损皮肤和黏膜以及性传播，应注意不与他人共用针具或其他文身、穿刺工具；不与他人共用剃须刀、指甲刀、牙刷等可能引起出血的个人用品；保持安全的性行为，正确使用安全套。感染丙肝病毒的妇女如有生育意愿，最好在丙肝治愈后怀孕。

　　丙肝治疗的目的是彻底清除或持续抑制患者体内的丙肝病毒，以改善或减轻肝损害，阻止发展为肝硬化、肝衰竭或肝细胞癌，提高患者的生活质量。国内外通用的标准治疗方法是干扰素联合利巴韦林抗病毒治疗。丙肝患者一定要到正规医院，在专科医生的指导下，接受规范治疗，可以取得最佳治疗效果。

◇ 第五剑：丁肝与乙肝联合防

　　1977年意大利学者Rizzetto在用免疫荧光方法检测慢性乙型肝炎患者的肝穿刺标本时，发现一种新的抗原，它不同于甲型和乙型肝炎抗原，也不同于非甲非乙型（当时称为丙型）肝炎抗原，因此，称其为丁型肝炎抗原。后来，对该抗原进行了深入研究，证明是一种新的肝炎病毒，遂正式命名为丁型肝炎病毒。

　　丁型肝炎与乙型肝炎是一对"难兄难弟"，它有两种感染途径，一种是与乙肝同时感染，另一种是在乙肝感染的基础上又感染了丁肝。

　　丁型肝炎病毒是一种缺陷病毒，它没有外壳，因此不能独立生存和感染肝细胞。而乙肝病毒在复制过程中会产生大量多余的病毒外壳，因此丁肝病毒就借用了乙肝病毒的外壳从而形成了完整的丁肝病毒并具有了感染力和生存的能力。

　　丁肝没有特殊的预防疫苗和治疗药物。由于丁肝病毒必须依赖乙肝病毒才能生存，所以没有乙肝就没有丁肝，预防乙肝就可以预防丁肝，治疗乙肝也就可以同时减少丁肝。

◇ 第六剑：干净水源让戊型肝炎去无踪

　　戊肝与甲肝类似，主要也是通过粪-口途径以消化道传播为主，水源或食物被污染可引起暴发流行。戊肝病毒进入肝脏破坏肝细胞，病毒通过微胆管、胆道进入肠道，随粪便排出体外。戊肝的发病率随年龄增加而上升，50岁以上老年人的发病率较高。

　　健康人如饮用了被戊型肝炎患者粪便污染的水，食用了被污染的蔬菜、水果、贝类等，有可能感染戊肝。戊肝患者粪便污染了的日用工具，又间接通过手及日常用具在生活中传播给其他人，也可能造成接触性小规模流行。

　　追本溯源，要预防戊肝就需要养成良好的个人卫生习惯，并保证饮用水的清洁。注意饮食卫生，不喝生水；肉类、海产品等应煮熟烧透再食用；饭前便后要洗手，食具、茶具及其他生活用具经常消毒；不与他人共用卫生用品等。疫区旅行者应注意饮水卫生，加氯消毒和煮沸饮用水均可使戊肝病毒灭活。目前戊肝疫苗已上市，特殊人群可以试用。

家里有人患乙肝，
其他人如何预防被传染？

一旦发现感染了乙肝病毒，很多人都会感到压力重重，而这种压力也会"传染"给他们的家人。要释放家人的压力，必须要学会保护家人，让家人在健康和理解的氛围中支持自己与乙肝做斗争。当然，第一步要学会保护自己。

◇ 保护自己就要行动起来

首先，应主动阅读有关书籍，正确认识乙肝。乙肝尽管是比较棘手的疾病，但未经治疗的患者中，仅有少数人会发展成为肝硬化，绝大多数的人不会朝肝硬化和肝癌的方向发展，而经过积极治疗则大多预后良好。正确了解乙肝的疾病特点后，相信可以帮助乙肝患者及其家人、朋友消除对乙肝的恐惧心理。

除了要正确认识疾病，乙肝患者达到治疗条件时还是要积极治疗。目前医学界对乙肝治疗目标已有共识，即最大限度地长期抑制或消除乙肝病毒，减轻肝细胞坏死及纤维化，延缓和阻止疾病的进展，减少和防止肝功能失代偿。关键就是进行有效的抗乙肝病毒治疗，并且是长期的。对于治疗，有三点注意：一是选择正规专科医院；二是将个人的社会、经济、年龄、婚育等多方面因素及时与医生沟通，建立相互理解和相互信任的医患关系，选择适合自己的抗病毒药物；三是要重视随访，一旦开始治疗，要按医嘱定期去医院，让医生了解到你的治疗效果，给予不良反应的处理方案。以上三点如能得到切实的落实，乙肝患者将少走不少弯路。

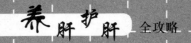

◇ 保护家人从动员他们打疫苗开始

乙肝是传染性疾病，得了乙肝首先应让家人知道，并说服他们去医院做相关检查，对乙肝没有免疫力的，则要动员他们注射乙肝疫苗。乙型肝炎疫苗全程共3针，按照0、1、6个月程序。在我国，因分娩从慢性乙型肝炎病毒感染的母亲处感染乙肝病毒是乙肝传播的主要途径，但也可从密切接触、输血、性生活、文身等多渠道传染，因此乙肝患者要注意阻断以上传播渠道，从而保护家人及周围的人。

注意个人卫生是极其重要的，比如良好的洗手习惯，不与人混用刮须刀、牙刷、毛巾，不用公共的浴巾和理发、刮脸、修脚用具等，女性乙肝病毒感染者在月经期的内裤不要用洗衣机洗涤，以免增加家人感染机会。

◇ 餐具、牙具等要分开

乙肝病毒不能通过消化道传播，但家庭成员之间的接触非常密切，乙肝病毒感染者的唾液（如口腔破损）中若存在乙肝病毒并污染了食物或食具，那么，其他家庭成员（尤其是乙肝病毒易感者）在进餐时此病毒就有可能会通过其消化道黏膜的轻微破损处进入体内，造成感染。因此，乙肝病毒感染者不可和其他家庭成员共用食具，最好分开进餐。多人一起就餐时，要使用公勺公筷，将食物取放在自己的碗碟中食用；或采用分餐制，每人1份，家庭用具和餐具要经常消毒。家中每个人的食具、牙具及盥洗用品要分开。

肝炎患者能否怀孕？

在各种肝炎中，乙肝和丙肝的传染性较强，且可通过母婴传染，妇女在怀孕妊娠时要特别引起注意。

◇ 夫妻一方有乙肝时，一定要接种乙肝疫苗

乙型肝炎病毒可通过性生活传播，从患者的精液、阴道分泌物、月经血中可以检出乙肝表面抗原或乙型肝炎病毒DNA。因此，当夫妻中有一方为肝炎患者时，另一方如果是易感者，一定要采取免疫措施——接种乙肝疫苗。

一般情况下，如果男方是乙型肝炎或乙型肝炎病毒携带者，而女方正常并且已经具备免疫力，女方可以怀孕。在怀孕期间，可采取必要的隔离保护措施，胎儿一般不会受到感染。

已婚的女性肝炎患者不宜生育，在身体未能完全康复的时候，应该采取积极的避孕措施。因为怀孕后，将对母婴双双不利。怀孕时，胎儿生长发育所需要的营养物质全靠母体供给，势必增加母体负担，胎儿的代谢产物也全靠母体解毒排泄，这些都要经过肝脏这个"化工厂"来完成。对于一个被病毒侵犯了的肝脏来说，这是难以承受的。此外，母体肝功能不佳，不仅影响胎儿的生长发育，还容易发生产后出血。

另外，女性肝炎患者不宜生育还有一个重要原因，就是很可能把乙型肝炎或丙型肝炎传给自己的孩子。

◇ 丙型肝炎在治愈前尽量避免怀孕

丙肝通过母婴传播的概率较低，但是仍有通过怀孕和生产过程感染孩

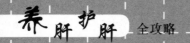

子的可能，因此建议感染丙肝病毒的妇女在治愈前应尽量避免怀孕。一旦怀孕后发现感染了丙肝，建议咨询专科医生。

调查发现，感染丙肝病毒的孕妇有5%～10%的可能在怀孕、分娩时将丙肝病毒传染给新生儿，因此新生儿应在1岁时检测丙肝病毒，不宜过早，因为有可能存在假阳性。

丙型肝炎病毒实验室检测结果的临床意义

抗-HCV	HCV RNA	临床意义
阳性	阳性	HCV现症感染
阳性	阴性	提示既往感染，或治疗后HCV清除
阴性	阳性	急性HCV感染早期，或各种原因导致的免疫功能低下的HCV感染者
阴性	阴性	未感染HCV

注：HCV为丙型肝炎病毒，HCV RNA为丙型肝炎病毒核酸。据《WS 213—2018丙型肝炎诊断》。

妊娠期患上乙肝怎么办?

妊娠期体检如果发现乙型肝炎表面抗原阳性，要进一步检查乙肝系统和肝功能，根据临床症状和体征确定孕妇是乙肝带毒者，还是乙型肝炎患者。如果是单纯的乙肝表面抗原阳性则不必紧张，注意适当休息，补充营养，定期观察肝功能的变化，不要乱用药物，以免影响胎儿。如果孕妇出现恶心、呕吐等消化道症状，肝功能检查血清转氨酶明显增高，血清中核心抗体属于阳性，说明已经患了肝炎，严重的要住院治疗，在医生的指导下用药治疗，定期复查肝功能。

妊娠早期患了肝炎应住院或就地隔离治疗，充分休息，避免过劳。应进食容易消化和含有维生素及高蛋白的饮食，并多吃碳水化合物为主的食物，少吃高脂食物。药物方面要选择对胎儿无害的药物进行治疗，而且用药不要过多，疗程不必过长，在治疗的同时，应处理好妊娠，必要时可用手术终止妊娠。

妊娠晚期患了肝炎，一般不考虑终止妊娠，因为引产手术不能改善病情，反而增加患者负担，待病情好转或稳定后可平安分娩，分娩后应用对肝脏无损害的抗生素防止感染，不宜哺乳。

母亲罹患肝炎，
能否继续母乳喂养？

甲型肝炎病毒不通过胎盘屏障传给胎儿，但该病在急性期有较强的传染性，因此，患有甲肝的妈妈应及时停止母乳喂养，并且与宝宝隔离，待妈妈彻底康复后才可以母乳喂养。

乙肝病毒可以从母亲传给婴幼儿，即常说的母婴传播。乙肝母婴传播是我国乙肝病毒最主要的传播途径之一，由此途径所导致的乙肝慢性感染者约占我国乙肝的一半。

在产前、产时或产后，妈妈均可以将乙肝病毒传给孩子，但大部分的母婴传播发生在围（生）产期，即妊娠满28周至产后7天这个阶段。因此，如果妈妈带有乙肝病毒，在怀孕28周到产后1周内的预防特别重要也特别有效。

预防措施包括：怀孕期间尽量避免腹部外伤、胎盘损伤、羊水穿刺；宝宝出生24小时内注射抗乙肝免疫球蛋白，越早越好；全程给宝宝注射3针乙肝疫苗；如果妈妈血液中乙肝病毒复制很高，可以于怀孕最后3个月口服抗病毒药物，把病毒降下来，但这必须在医生认为需要并在其指导下进行。

经验证明，以上措施可以保证95%以上的妈妈不会把乙肝传给宝宝。

丙肝病毒可以通过胎盘感染胎儿，也可以通过乳汁分泌，因此丙型肝炎急性期的妈妈应停止母乳喂养，慢性丙肝患者若肝功能正常，丙肝病毒复制率较低，亦可母乳喂养。丁肝存在乙肝携带者中，传播途径与乙肝基本相同，因此丁型肝炎急性期也应停止母乳喂养。

乙肝患者有没有必要打乙肝疫苗？

接种乙肝疫苗是最经济、最有效的预防方法。接种不同剂次乙肝疫苗后一般都会产生抗体。研究证明，全程接种3剂后，体内产生的保护性抗体的概率大、滴度高。据观察，接种第1剂后，约有30%～40%的人产生抗体，接种2剂后，有60%～70%的人产生抗体，完成3剂全程接种后可使约90%以上的人产生抗体。

乙肝疫苗接种后产生的抗体水平随时间逐渐下降。抗体滴度越高，持续时间越长。一般接种疫苗，注射3针后的1～3个月97%的人都可测到乙肝表面抗体（抗HBs）；1年时仍保持同一水平，以后阳转率逐渐下降，到免疫后第三年时可降到74%左右，抗体滴度也逐渐下降。目前大量资料显示，接种乙肝疫苗后有抗体应答者的保护效果一般至少可持续20年。

但是，乙肝患者及乙肝表面抗原携带者对乙肝疫苗不会产生效果，故不需要接种乙肝疫苗；对由于既往感染过乙肝病毒而现在已经自然获得有效的保护性抗体者（乙肝"二对半"检查中乙肝表面抗体呈阳性），也没有必要再接种疫苗。

意外暴露情况下
如何接种乙肝疫苗?

　　一个健康者的伤口不小心被含有乙肝病毒的血液污染，或者皮肤被乙肝病毒污染的针头刺伤，这一类情况属于意外暴露，必须采取紧急应对。

◇ 应根据不同情况，采取不同的处理措施

　　1.对未接种过乙肝疫苗的暴露者：先注射乙肝免疫球蛋白200～400IU（12小时内），越早越好，同时在不同部位接种第一针乙肝疫苗，间隔1和6个月后接种第2、第3针乙肝疫苗。如既往曾经检测过乙肝感染指标，出现乙肝表面抗原阳性者，可不必接种。

　　2.如果既往已接种过乙肝疫苗，但未完成全程免疫的暴露者，应注射乙肝免疫球蛋白，并按乙肝疫苗免疫程序完成三针全程免疫。

　　3.接种过乙肝疫苗，并已产生乙肝表面抗体的暴露者，应根据其抗体水平而定。如果乙肝表面抗体水平≥100mIU/mL，可不必处理；<100mIU/mL者，应加强注射1针疫苗；如果初次免疫无应答者应尽早注射乙肝免疫球蛋白，剂量为200~400IU，同时在不同部位注射第1针乙肝疫苗，间隔1和6个月后接种第2、第3针乙肝疫苗。

　　接种疫苗后，应在预防接种单位留观至少30分钟。这是因为部分人在接种疫苗后会出现一些反应，如低热、局部红肿，同时可能伴有全身不适，如倦怠、食欲不振、乏力等症状。上述症状一般持续1～2天即可消失，不需要任何处理。儿童接种疫苗后出现上述反应，应该适当休息，多喝开水，注意保暖，防止继发其他疾病。如果发生严重反应者，应及时就医。

当心！瘦身减肥速度太快也伤肝

　　身体肥胖会导致肝脏负担增加，容易患上脂肪肝。所以，对于体重超标者，如果能将体重降下来，会减少对肝脏的损害，同时也会减少罹患糖尿病、高脂血症的风险。不过，要注意的是，减肥也是一个渐进的过程，切不可盲目冒进。如果体重下降太快，身体内的脂肪在代谢或者燃烧的时候，会产生一种叫做脂质过氧化物的有害物质，也容易引起肝脏损伤。

　　如果依靠饥饿来减肥，由于人体长期处于空腹状态，会导致营养不良或营养缺乏，身体各部分就无法获取正常运转所必需的葡萄糖等能量物质及各种脂肪代谢时所需要的氧化酶类。为了弥补体内葡萄糖的不足，就会将身体其他部位储存的脂肪、蛋白质动用起来转化为葡萄糖。这些脂肪、蛋白质都将通过肝脏这一"中转站"转化为热量。于是大量脂肪会猛然间涌向肝脏，再加上体内已经缺少了脂肪代谢必需的酶类和维生素，"双重夹击"之下会使得大量脂肪在肝脏长时间滞留，进而引起脂肪肝，使肝脏肿大，肝脏功能逐步丧失，发展下去，就是肝纤维化，最终肝硬化。

　　一般来说，对于一个腹型肥胖或脂肪肝的患者，应该在半年内减轻体重的5%～10%。比如一个体重100kg的人，在半年减掉5～10kg是合理的。现在，很多医院都有营养科，如果自己对减肥的度把握不好，可以寻求营养科专业医生的诊疗，医生会根据患者的体重设定减肥的目标，并确定每日摄入的能量、运动量、食谱等，帮助患者科学地减肥。

如何预防肝炎复发？

临床研究发现，休息、睡眠、压力等是影响身体恢复的重要原因，一些需要夜班的、交际应酬多的、压力大的职业都可能引起肝炎复发。此外，刺激性饮食也会增加肝炎复发的风险，因为辛辣、油腻、刺激性食物会加重肝脏负担，损伤肝脏。因此，肝炎患者为了预防疾病复发，要做好以下几点。

◇ 1.正确对待疾病，保持心情开朗

肝病患者容易心情抑郁，这是因为肝主调畅情志，肝的疏泄功能减退，则肝气郁结；而反复持久的情志异常、生气发怒又会导致肝脏气血瘀滞而成疾。另外，肝病患者由于对疾病缺乏认识，存在巨大的心理恐惧，容易形成孤僻、抑郁的性格。

对待肝病，要采取"在战略上藐视敌人，在战术上重视敌人"的策略，正确看待疾病，排除压力，学会自我调节情绪，不要背负太沉重的包袱，只有保持乐观的情绪，才有利于身体的康复。

◇ 2.做好预防措施

慢性肝病患者机体免疫功能低下，在病中或病后，极易患感冒、支气管炎、肺炎等感染性疾病。感染可使已恢复或稳定的病情再度活动。因此，肝炎患者要注意个人卫生，要根据气候的变化增减衣服，以防止感冒等感染性疾病。在饮食上要粗细搭配，营养均衡，戒烟戒酒，少吃油腻辛辣食品，减少饮食中含有的防腐剂、人工色素等添加剂的摄入。饮食以干

净新鲜、易消化为原则，不必刻意追求高营养。不要暴饮暴食或食用存放过久的食物，避免在饮食上直接损害肝脏。

◇ 3.防止疲劳

疲劳会导致身体免疫力降低，因此在工作中要注意劳逸结合，不要熬夜，少从事重体力劳动。恢复期的肝炎患者可以参加散步、打太极拳等适当的体育锻炼，不要从事过于激烈的运动，锻炼以第二天不疲乏为标准。

◇ 4.在医生的指导下用药

慢性肝炎患者应在医生的指导下用药，切不可自己随便用药。不随便停用药物，也不过度服用药物，尤其是不经医师诊断的成药，即使是营养药或补药，也要接受医生的指导，不可想当然，以免服药不当，增加肝脏的负担。

◇ 5.定期复查肝功能

有许多肝炎患者认为只要自己精神好、食欲好，肝功能就会正常，不需要检查了。实践证明，许多急性肝炎患者虽然临床症状消失了，可肝功能并未恢复正常。此时若不继续坚持治疗，就有可能转为慢性肝炎。因此，定期检查肝功能对肝炎患者尤为重要，每半年检查一次或遵医嘱。除了抽血检查外，还应定期做B超、甲胎蛋白等更周密的检查。乙肝病毒携带者及慢性肝炎稳定期可以半年一次；甲胎蛋白高于正常者应增加检查频率，必要时要做CT协助诊断。

经常在外面就餐，
如何做好肝病预防？

在外就餐，无论是食材的来源，还是烹饪过程中的卫生条件都难以把控，将自己的肠胃交给了不认识的人去打理，这无疑增加了患病的风险。但是，随着工作节奏的加快，很多人为了节省时间，不得不在外面就餐。在这种情况下，可以采取以下措施来减少危害。

◇ 学会鉴别一次性筷子的安全性

很多饭馆都配有一次性筷子，人们也习惯了使用这种筷子。一次性筷子是由木材或竹材制作而成的，制作筷子的木材或竹材里含有一定的水分，时间一长就容易滋生各种霉菌，严重发霉的筷子会滋生黄曲霉毒素，这种物质是1级致癌物。另外，一些小作坊生产的"三无"产品，在制作和包装的时候，也存在污染。

因此，外出就餐最好自带餐具，如果必须用，则要多观察，如果发现筷子过于发白或者用热水烫过后变黄，要谨慎使用。为了让筷子的颜色看起来很白净，有的厂家在制作筷子的时候会用硫黄或双氧水熏或浸泡，这样漂白过的筷子显得特别白，但上面存在的化学物质具有强烈的腐蚀性，对口腔、食管、肠胃会造成腐蚀。另外，安全合格的一次性筷子带有原材料本身的木香或竹香，如果打开包装后闻到一股刺鼻的酸味，就有可能是硫黄的味道。

还有的筷子表面有发霉的斑点，这是因为筷子中含有一定水分，时间一长容易受潮变质。经过消毒的一次性筷子保质期最长为4个月，一旦过了保质期则很可能带上金黄色葡萄球菌、大肠杆菌等。所以，遇到有霉变的筷子不要使用，以免引起身体损伤。

◇ 少喝饭店里提供的免费茶水

不少中小餐馆为了招揽顾客，都为客人们提供免费茶水。但茶叶本身也是成本，所以饭店专用茶一般是被筛下来的碎末和茶梗。茶末中有时还掺有槐树叶、杨树叶、柿叶等冒充茶叶，或者加入香精之类的添加剂以制造茶香。这些免费茶不仅本身品质劣等，存放环境也令人担忧。茶叶是需要存放在阴凉通风的地方，但许多餐馆买回茶叶后就是装在麻袋或者塑料袋里，放在某个角落，落满灰尘不说，时间长了，特别是在春夏高温潮湿天气，很容易生虫或者霉变。

鉴别茶叶的好坏，可从色、香、味、形和茶底来进行。正规茶泡出来的茶汤透明、澄清，颜色鲜亮。劣质茶里添加的香精入水后发挥得很快，用水一烫香味就很淡了。从外形上看，劣质茶叶匀整度差，有细末、叶梗和灰尘。

◇ 翻阅完菜单后一定要洗手

很多饭店的菜单都是反复、长期使用，菜单经过无数人的手翻阅过，这其中也可能包括患各种传染性疾病的人，这样无疑让食客之间的交叉感染的风险大增。有研究数据显示，反复使用数月的菜单，菜单上平均带菌数可达500万个，包括大肠杆菌、沙门杆菌、葡萄球菌、乙肝病毒及寄生虫卵等传染病菌。可见，菜单也是一个非常危险的传染源。

因此，外出就餐时，首先要尽可能地选择卫生条件好的饭店，并应改变常规的就餐程序，一般可采取先点菜，后洗手，最后进餐的方式。点完菜后应该立即去洗手，或者使用菜单后立即用消毒纸巾仔细擦手。

肝炎患者
在哪种情况下能正常工作？

慢性肝炎患者一般要经历发作期、恢复期、稳定期三阶段，阶段不同其病情不一样，调养侧重点也有区别。

发作期也叫急性期，这时期患者必须卧床休息，静心养病，这是顺利度过危险期的关键。卧床休息可以排除杂念，减轻体力上的消耗，可以增加肝脏的血流量，能保证肝细胞再生修复时所需要的营养物质。休息得越好，病情也就好转得越快，越彻底。患者卧床休息天数视病情而定，一般要求临床症状消失，自我感觉较好，医生允许后方可起床。

恢复期不一定绝对卧床，诸如散步、打太极拳、轻度家务劳动可以量力参加，以不疲乏和劳累为标准，以利于机体血循环，提高内脏器官的功能。要避免刚出院就进行较为剧烈的活动。吃饭以后，还是要卧床休息一两个小时。

当病情开始稳定，肝功能复查已经正常后，就可以恢复工作。一开始半日工作，逐渐过渡到全日工作。但是，即使是恢复了全日班，也要避免剧烈的体力活动，从事脑力劳动的人，注意不要过劳，同时保证充足的睡眠时间。一般来说，急性肝炎要有1年的肝功稳定，慢性肝炎要有2年以上的肝功稳定，方可从事繁重工作和较剧烈的活动。

如何预防肝癌？

肝癌属于"癌中之王"，对人的健康和生命危害性大，是死亡率较高的常见恶性肿瘤，初期症状并不明显，晚期主要表现为肝痛、乏力、消瘦、黄疸、腹水等症状。

肝癌的诱发因素主要包括4个方面：一是慢性肝炎，肝癌患者多数都经历了"肝炎—肝硬化—肝癌"的发病过程，慢性乙型肝炎患者和高水平病毒携带者、乙肝表面抗原阳性者，诱发肝癌的概率远大于正常人群；二是酗酒，有肝炎和肝硬化等基础肝病的人，酗酒可诱发肝癌；三是黄曲霉毒素，黄曲霉毒素是肝癌的最主要的致癌因素之一，它主要发生在发霉的花生、玉米，还有一些谷类当中；四是污染的水，特别是不流动的死水和被化工企业污染的水域，那里面有很多的藻类，这种藻类叫蓝绿藻，其产生的毒素是肝癌的高危致癌因素。

1.预防肝炎：及时规范地注射肝炎疫苗是预防肝炎的有效途径。除了新生儿需要接种乙肝疫苗外，成人尤其是具有乙肝病毒感染高风险的人群，如医务工作者、免疫力缺乏者等，只要尚未遭受过乙肝病毒感染，皆可接种乙肝疫苗。

2.远离致癌物：不能吃发霉、焦煳的食物，因为这两类食物中可能含有的黄曲霉素和苯并芘均是较强的致癌物。

3.戒酒：酒进入人体后需经过肝脏这个"化工厂"来解毒。在这一代谢过程中产生的乙醛对人体的毒性极大，可导致肝细胞受损和肝细胞内的脂肪沉积，并可使肝细胞出现炎症坏死，使肝组织发生纤维化增生，从而可导致肝硬化。

4.定期体检：患有慢性乙肝或丙肝的患者患肝癌的概率要比正常人高10～30倍。因此，肝病患者应定期进行体检，一旦发现病情有了变化，就应及时进行有效的治疗，以防止其病情向肝癌的方向发展。

5.要增强机体的免疫力：肝癌的发生与人体的免疫力低下有关。要想增强机体免疫力，就要注意饮食和运动，做到营养均衡，吃动平衡，保持合理体重。

肝癌的一级预防措施

1.保证饮水健康，不喝污染水以及没有煮沸的水，家用饮水机和桶装水避免阳光直射，防止绿藻生长；避免桶装水长时间储存。

2.不吃发霉的食物，注意粮油食品的干燥和通风保存与储存，并尽量减少储存时间；避免厨房竹木制餐具的霉变，特别是竹木制菜板、筷子、筷笼、饭勺等厨餐具的清洗和干燥储存；避免食用污染水域的水产品。

3.戒烟。吸烟可加重肝纤维化程度，增强乙肝和丙肝的致癌作用。吸烟者应戒烟，戒烟方法包括心理辅导、尼古丁替代疗法、口服戒烟药物等；不吸烟者应避免被动吸烟。

4.戒酒。饮酒与肝癌风险之间存在显著剂量反应关系，饮酒量越大，罹患肝癌的风险也就越高。

5.高危人群要定期体检。有肝癌发病风险者应定期检测血糖，糖尿病患者应通过合理服药、控制饮食、加强体育锻炼等方式严格控制血糖水平。

6.保持健康体重：超重肥胖者应通过良好饮食习惯、增加身体运动等措施减轻体重。

7.提倡以蔬菜为基础的膳食模式，多食用新鲜蔬菜水果，适量补充芹菜、蘑菇类、豆类及豆制品等单个食物或食物组，以及膳食来源或补充剂来源的维生素E。

8.慢性乙肝、慢性丙肝患者要积极进行抗病毒治疗。

注：据《中国肝癌一级预防专家共识（2018）》。

如何预防肝硬化？

肝硬化的病因在我国主要是病毒性肝炎，约占病因的60%～80%，其次是酒精性肝病，其他病因还有自身免疫性肝病、遗传代谢性疾病、营养不良及循环障碍等。

消除致病原因是防止肝纤维化和肝硬化最有效的措施。对于病情持续、反复活动的慢性病毒性肝炎，根本的治疗方案是抗病毒，干扰素可明显抑制肝纤维化。甲肝和戊肝多为急性发病，一般预后良好；乙肝和丙肝病程复杂，迁延成慢性后可发展为肝硬化或肝癌。因此，对于慢性乙肝和丙肝患者，一定要积极进行抗病毒治疗。

要停用与肝纤维化、肝硬化有关的药物，以防止病变的发展。酗酒者要坚决禁酒，合并酒精性肝损害者如果继续酗酒，几乎均可发展为肝硬化。另外，充足的休息是非常必要的，过度的劳累、情绪波动均可促进病变的进一步发展。

预防肝炎病情恶化，还需要患者在日常生活中注意均衡饮食，养成良好的生活习惯，作息规律，避免熬夜、过度劳累等。

此外，任何疾病都适用于"早发现，早治疗"，肝病患者要定期去医院接受专科医生的随访，评估病情发展情况，这对预防肝硬化非常有帮助。

肝硬化早期会有下列症状，患者可密切关注。

1. 高度疲劳，乃至生活自理都感到困难。

2. 严重缺乏食欲，每日主食摄入量少于200g。

3. 严重腹胀，特别是午夜后更加严重，坐卧不安，彻夜难眠，胸闷憋气，此现象大多是因为腹水所引起。

4. 具有明显的出血倾向，不仅仅是牙龈、鼻腔，甚至皮肤黏膜也会出现出血点，注射针刺部出现瘀斑，这主要是因为患者的凝血机制出现障碍所致。

5.下肢水肿，颜面浮肿，腹围增加，这也是由于腹水所引起的。

6.尿量日益减少，每天＜500mL，一旦出现这种情况，要怀疑出现肝肾综合征。

7.身体长期低热，伴中性粒细胞增高，提示有可能出现严重的腹腔感染或其他部位的感染，也可能是由于内毒素血症或肝细胞进行性坏死所引起的。

8.患者的眼睛和皮肤黄染增加，血清胆红素化验发现短期内迅速升高，或者黄疸加深持续时间长，同时伴有凝血酶原活动度明显下降，这种情况要怀疑可能出现肝脏大面积坏死，发生重型肝炎。

肝硬化患者和家属要在平时密切关注患者的身体状况，作为预防和观察疾病恶化的措施。定期检查肝功能系列（转氨酶、胆红素、蛋白电泳、凝血酶原活动度等），半年至1年查一次乙肝表面抗原及抗体、乙肝e抗原及抗体，做数次甲胎蛋白检查，每年做一次B超检查。这些检查十分重要，否则等到出现明显消化道症状、黄疸、腹水、出血、昏迷等病情变化时才到医院，会耽误诊治甚至危及患者的生命。

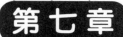

第七章

护

脂肪肝的
食疗与用药

　　一旦发现患有脂肪肝，切忌不当回事，应及时去医院诊治。

　　酒精性脂肪肝患者如果不及时减少饮酒量，20%以上的人将在10年内发展为酒精性肝炎、肝硬化甚至肝癌；非酒精性单纯性脂肪肝虽然进展缓慢，但5～10年内发生代谢综合征、2型糖尿病、冠心病的概率较普通人显著增加。

别把轻度脂肪肝不当回事，
延误治疗很危险

　　不少脂肪肝患者在得知病情后，由于没有任何不适症状以及认为脂肪肝是一种常见病，而不采取任何措施，结果导致病情愈演愈烈。酒精性脂肪肝患者如果不及时减少饮酒量，20%以上的人将在10年内发展为酒精性肝炎、肝硬化甚至肝癌；非酒精性单纯性脂肪肝虽然进展缓慢，10余年内仅1%左右的患者发生肝硬化，但随访的5～10年内发生代谢综合征、2型糖尿病、冠心病的概率较普通人显著增加。因此，一旦发现患有脂肪肝，切忌不当回事，应及时去医院诊治。

　　脂肪肝的治疗是一项长期的综合性工程，迄今为止，尚无防治脂肪肝的特殊药物。不过，单纯性脂肪肝是各种肝毒性损伤的早期表现，如果能及时去除病因和诱因，肝内脂肪沉积可在数月内完全消退。比如，戒酒对酒精性脂肪肝绝对有效，肝内脂肪沉积一般在戒酒数周或数月内完全消退。

　　大多数药物性脂肪肝在及时停用可疑药物2～3个月内，可完全恢复正常。因为长期饥饿，蛋白质、热量摄入不足引起的脂肪肝，通过饮食补充蛋白质，以及足够热能后，肝脏病变可迅速逆转。治疗肥胖型脂肪肝的关键在于有效控制体重和减少腰围。

　　脂肪性肝炎伴有或不伴有肝纤维化，也是完全可逆性的病变。只是通常需要较长时间的治疗，且需要在改变生活方式和控制原发疾病的基础上，加用保肝抗炎药物，肝病才能完全康复。

　　脂肪性肝硬化是相对不可逆的病变，但通过积极的治疗，可以延缓疾病进展并减少并发症的发生。即使到了严重的脂肪性肝炎、晚期肝硬化或肝癌阶段，积极的治疗也可为等待肝移植赢得时间，且可以预防肝移植术后脂肪肝复发。

脂肪肝对身体的危害

可诱发或加重糖尿病

降低人体免疫与解毒功能

导致肝硬化甚至肝癌的发生

可诱发高血压、动脉粥样硬化等心血管疾病

引起胆囊炎、胆结石症

非酒精性脂肪肝如何用药

所有体重超重、内脏型肥胖以及短期内体重增长迅速的非酒精性脂肪肝患者，都需要通过改变生活方式控制体重、减少腰围。基础治疗6个月体重下降每月<0.45kg，或BMI>27kg/m²合并血脂、血糖、血压等两项以上指标异常者，可考虑在医生的指导下加用正规减肥药物，但需警惕减肥药物的不良反应。此外，应谨慎长期使用可能会增加患者体重的药物。

减肥的过程中要注意体重下降不可太快，每周体重下降不宜超过1.2kg（儿童每周不超过0.5kg）。

BMI>40kg/m²或BMI>35kg/m²合并睡眠呼吸暂停综合征等肥胖相关疾病者，可考虑近端胃旁路手术减肥。

非酒精性脂肪肝合并2型糖尿病、耐糖量损害、空腹血糖增高以及内脏型肥胖者，可考虑应用二甲双胍和噻唑烷二酮类药物，以期改善胰岛素抵抗和控制血糖。

血脂紊乱经基础治疗和（或）应用减肥降糖药物3~6个月以上，仍呈混合型高脂血症或高脂血症合并2个以上危险因素者，需考虑加用贝特类、他汀类或普罗布考等降血脂药物。

非酒精性脂肪肝伴肝功能异常、代谢综合征、经过基础治疗3~6个月仍无效，以及肝活体组织检查证实为肝炎和病程呈慢性进行性者，可采用针对肝病的药物辅助治疗，以抗氧化、抗炎、抗纤维化，可依药物性能以及疾病活动度和病期合理选用多烯磷脂酰胆碱、维生素E、水飞蓟素以及熊去氧胆酸等相关药物，但不宜同时应用多种药物。

在综合治疗的基础上，保肝药物作为辅助治疗推荐用于以下类型的非酒精性脂肪性肝病患者：1.肝活检确诊的非酒精性脂肪性肝炎；2.临床特征、实验室及影像学检查提示存在非酒精性脂肪性肝炎或进展性肝纤维化，例如合并代谢综合征和2型糖尿病，血清氨基转移酶和（或）血清CK-18水平持续升高，肝脏瞬时弹性检查肝脏硬度值显著增高；3.应用相关药物治疗代谢综合征和2型糖尿病过程中出现肝酶升高；4.合并药物性肝损害、自身免疫性肝炎、慢性病毒性肝炎等其他肝病。

建议根据肝脏损害类型、程度及药物效能和价格选择 1种保肝药物，疗程需要1年以上。对于血清谷丙转氨酶高于正常值上限的患者，口服某种保肝药物6个月，如果血清氨基转移酶仍无明显下降，则可改用其他保肝药物。

至今尚无有效药物可推荐用于非酒精性脂肪性肝炎患者预防肝硬化和肝细胞癌，咖啡、阿司匹林、二甲双胍、他汀等对肝脏的有益作用仍需临床试验证实。

鉴于非酒精性脂肪性肝病患者偶尔过量饮酒可导致急性肝损伤并促进肝纤维化进展，而合并肝纤维化的患者即使适量饮酒也会增加肝癌的发病风险，因此，患者需要限制饮酒。

儿童脂肪肝通过合理饮食可复原

近年来，少年儿童患上脂肪肝、高血压、高血糖等的情况并不鲜见，这与喂养不当，肥胖儿童越来越多有很大的关系。临床显示，过度肥胖的儿童有20%～30%患有不同程度的脂肪肝。

◇ 多为非酒精性脂肪肝

儿童脂肪肝多属于非酒精性脂肪肝，最常见的病因就是饮食结构不合理、蛋白质摄入不足和饮食中缺乏B族维生素，导致肝脏内的脂肪代谢发生障碍；高脂饮食或长期大量吃糖、淀粉等碳水化合物使得摄入的能量远远多于消耗的能量，多余的能量便转化为脂肪储存于体内。如大吃大喝、饮食不节制、体力活动少、喜喝含糖饮料等。

此外，长期食用激素类药物也可以引起儿童脂肪肝。

儿童非酒精性脂肪肝的诊断标准

1. 年龄在18周岁以下，无饮酒史或饮酒折合乙醇量男性<140g/周，女性<70g/周。

2. 排除其他可导致脂肪肝的特定病因，如遗传因素、药物因素以及其他系统性疾病等。

3. 除原发疾病临床表现外，部分患者可伴有乏力、消化不良、肝区隐痛、肝脾大等非特异性症状及体征。

4. 可有超重、肥胖（向心性肥胖）、空腹血糖升高、脂代谢紊乱、高血压等代谢综合征。

5. 丙氨酸氨基转移酶（ALT）升高大于正常值上限的1.5倍（60U/L）并持续3个月以上。

6. 肝脏影像学表现符合弥漫性脂肪肝诊断标准。

7. 肝活检组织学改变符合脂肪性肝病的病理学诊断标准。

注：临床诊断标准需符合1～5项，和6或7项中任何1项。据《儿童非酒精性脂肪肝病诊断与治疗专家共识》。

与成人一样，儿童脂肪肝与高脂血症、高血压、高血糖等代谢性疾病常常伴发。一般说，10岁以上的儿童患病率比低龄儿童高，小于3岁的儿童很少发生脂肪肝，除非并存有某些遗传性疾病导致肝脂肪变性。

儿童脂肪肝不但是一种潜在的进行性疾病，而且可引发多种并发症，如糖尿病以及各类心血管疾病，严重威胁着儿童期和成年后的健康。

◇ 控制体重是关键

对于儿童脂肪肝，治疗的首要目标是控制体重、改善胰岛素抵抗、防治代谢综合征及其相关终末期器官病变；次要目标是减轻肝脏脂肪变性，避免非酒精性脂肪性肝炎的发生及肝病进展，预防或减少肝硬化、肝癌等的发生。目前还没有治疗脂肪肝有效的药物，因此推荐肥胖儿童一定要增加体力活动。儿童脂肪肝在早期防治是可以复原的，对于肥胖儿童，家长要定期给孩子体检肝脏功能，以便及早发现肝脏异常。如果不能引起家长的重视，任其发展下去，会导致肝纤维化等改变，这种情况很难恢复。

由饮食引起的儿童脂肪肝一般属于轻度脂肪肝，不需要经过特别的治疗，通过合理地调整饮食，结合适量运动，即可使脂肪肝得以逆转。养成良好的生活和饮食习惯，多食牛奶、鱼类、豆制品等富含蛋白质的食物，尽量少摄取猪肉、牛肉食物，以保护和促使已损伤肝细胞的恢复和再生。限制饮食总热量，主要控制糖类和脂肪的摄入，因为这些营养物质超过热量和代谢需要时，就会变成脂肪储存。早、中、晚三餐按照所提供的能量占全天总能量的比例分别为30%、40%、30%，蛋白质、脂肪、碳水化合物的供能比例分别为12%～14%、25%～30%、55%～65%，控制热量的同时保证儿童生长发育所需能量供应。

在常见的食材中，超重和肥胖儿童适宜吃的食物有新鲜蔬菜和水果、鱼、虾、蛋、奶、牛肉、禽类、肝、豆腐、豆浆，喝白开水、不添加糖的鲜果蔬汁等；应该少吃的食物有糖果、蜜饯、巧克力、冷饮、甜点心、膨化食品、西式快餐、肥肉、黄油、油炸食品、各种含糖饮料及含氢化植物油的各种糕点。

在饮食调控的同时，要培养儿童长期有规律的运动习惯，注意调动儿童的兴趣和积极性，如有心肺功能异常或严重高血压等，需在医生指导下运动。运动方式建议选择既增加能量消耗又容易坚持的有氧运动项目，如跳绳、游泳、打球、慢跑、快走、上下楼梯、骑自行车、登山等；也可采用力量运动和柔韧性训练，力量训练如哑铃、杠铃、沙袋及机械等，柔韧性训练包括各种伸展性活动。坚持每天不少于30～60分钟中等强度的运动，每周至少5天，减少静态活动时间，看电视、玩手机和（或）电脑时间每周不超过2小时。不躺着看书、看电视；课间10分钟时应离开座位去做身体活动；课外作业每做40分钟，就应活动10分钟；周末、假日作息时间应规律，早睡早起，不睡懒觉。同时推荐儿童青少年干一些力所能及的家务，如扫地、拖地、洗衣、整理房间、倒垃圾等。

儿童的运动强度可以用脉搏来衡量，有氧运动时脉搏应达到最大心率的60%～75%，可参照公式：脉搏＝(220－年龄）×（60%～75%）。如10岁儿童有氧运动时脉搏应达到126～157次/分。开始运动时心率可控制在低限，随适应能力的提高，逐渐增加运动时间和频率，使心率达到高限。

儿童脂肪性肝病患者要注意定期随访，每3～6个月检测体重、腰围、血压、肝功能、血脂、血糖，每半年做1次肝、胆、胰、脾B超；对伴有肝功能异常的患儿每个月检测肝功能，或根据病情遵医嘱定期随访，并根据实际情况筛查恶性肿瘤、代谢综合征相关终末期器官病变及肝硬化相关并发症。

酒精性脂肪肝除了戒酒外，吃对食物也重要

　　酒精性脂肪肝的治疗原则是：戒酒和营养支持，减轻酒精性肝病的严重程度；改善已经存在的继发性营养不良和对症治疗酒精性肝硬化及其并发症。

　　其中，戒酒是治疗酒精性脂肪肝的重要措施，戒酒过程中要注意防治戒断综合征。在戒酒的基础上要提供高蛋白、低脂饮食，并注意补充B族维生素、维生素C、维生素K及叶酸。

◇ 饮食方面要注意以下几点

　　1. 饮食多样化：酒精性脂肪肝患者在饮食上是增加而不是减少食物种类，在饮食上不要过于单一化，因各种食物所含的营养成分不完全相同，仅靠单一的几种食物根本无法满足酒精肝患者的营养需求。因此，在饮食上要水果蔬菜、五谷杂粮、豆制品、奶制品、菌类食物等丰富搭配，做到膳食平衡。

　　2. 摄入足够的优质蛋白：酒精性脂肪肝患者因为之前长期饮酒导致蛋白质摄入不够，进而引发营养不良。如果能在饮食上注意适量摄入优质蛋白，不仅有助于肝细胞的修复和再生，而且对病情的恢复也有利。

　　3. 注意多元维生素的摄入：对于一下子难以戒酒者，应减少深海鱼油等多不饱和脂肪酸的摄入，以免加重对肝脏的损伤。

确保舌尖上的安全
——脂肪肝的饮食原则

饮食治疗是大多数慢性脂肪肝患者的基本治疗方法，也是预防和控制肝病进展的重要措施。通过合理的膳食结构和数量，既可保持身体的正常发展，又可最大限度地预防和治疗脂肪肝。

脂肪肝的饮食治疗目标是尽量让体重、腰围、血脂、血糖、血尿酸等维持在正常范围，减轻或逆转肝脏脂肪沉积，尽可能使血清转氨酶和谷氨酰转肽酶水平降至正常水平，预防和改善肝脏、心血管及肾脏等器官的慢性并发症。

为此，脂肪肝患者应坚持以下饮食原则。

1.养成良好的饮食习惯，限制每日总热量的摄入，每餐只吃七八成饱

引起脂肪肝的原因很多，但最主要的是两大类：一是大量饮酒导致的酒精性脂肪肝；二是肥胖、热量过剩导致的非酒精性脂肪肝。目前我国的脂肪肝患者中，肥胖所致的非酒精性脂肪肝占80%～90%。一般来说，肥胖的人半数可有轻度脂肪肝，重度肥胖者脂肪肝的发生率高达70%左右。

人体热量的来源主要为食物中的碳水化合物、蛋白质和脂肪。过多的热量摄入可使身体能量过剩，这些过剩的能量会转化成脂肪储存起来，导致人体发胖，甚至肝脏脂肪过度积蓄。因此，控制总热量的摄入有利于保持合理体重，使肝内脂肪的堆积与体重成正比，肥胖患者体重控制后，其脂肪肝的程度会减轻。

无论身体是肥胖还是消瘦，每日所需要的总热量均应该按照标准体重计算，即每日摄入的总热量=每千克体重所需的热量×标准体重。一般来说，中度体力劳动者每天摄入的热量应小于35kcal/kg，脑力/轻度体力劳动者每天摄入的热量为25～30 kcal/kg。在提供热量的食物种类上，要注意均

衡，不偏食，不挑食，可按照碳水化合物占总热量50%～65%，蛋白质占总热量的10%～20%，脂肪占总热量的20%～30%进行。

脂肪肝患者要注意一日三餐热量的合理分配，早、午、晚三餐可按照30%、40%、30%的比例分配，早餐应保持热量摄入和食物的丰富，适当添加蔬菜和水果，严格控制晚餐的热量摄入，特别是晚餐要少吃高热量的食物。

在总热量一定的情况下，脂肪肝患者应坚持高蛋白、低脂肪和适量碳水化合物的饮食。为了减少热量的摄入，烹调方式最好采用蒸、煮、烩、炖、熬、焖等方法，少用油炸、煎、炒。

要注意的是，限制热量的摄入一定要适度，切勿过度节食。目前，人们对脂肪肝还存在一个误解，认为脂肪肝是一种"富贵病"，只会出现在营养过剩的人群中。实际上，营养不良也会导致脂肪肝的发生，特别是那些通过饥饿的方法来减肥的人群，也易患上脂肪肝。

2.保证优质蛋白质的摄入，如牛奶、瘦肉、鱼、鸡蛋等

有的患者认为，已经得了脂肪肝就应以素食为主，尽量少吃肉类。殊不知，过度素食会导致机体蛋白质摄入不足，进而加剧肝脏内的脂肪沉积。一般来说，正常人每天摄取的优质蛋白应该不少于90g，对于肝功能受到损害以及减弱的人来说，适当多吃高蛋白的食物更有利于肝脏恢复健康，防止它进一步受到伤害。

高蛋白饮食可以避免体内蛋白质损耗，有利于肝细胞的修复与再生，并可纠正低蛋白血症和防止肝细胞进一步受损害。蛋白质中含有多种氨基酸，如甲硫氨酸、胱氨酸、色氨酸、赖氨酸等都有抵抗脂肪肝的作用，高蛋白饮食可提供胆碱、蛋氨酸等抗脂肪肝因子，使得脂肪变为脂蛋白，有利于其顺利运出肝脏。此外，蛋白质有较高的食物特殊动力作用，可刺激新陈代谢，适当提高蛋白质的质量，有利于减轻体重。脂肪肝患者每日摄入蛋白质的量应达到每千克体重1.5～1.8g，患有急性肝炎的人每天摄入的蛋白质不能少于80g；患有肝硬化的人则不能少于100g。

3.在控制总热量的前提下，适当摄入糖类

糖类也就是碳水化合物，根据分子的大小可以分为单糖、双糖和多糖

（双糖是由两分子单糖脱水连接而成，多糖则是由许多分子单糖连接而成的）。比如，蜂蜜中的葡萄糖和果糖就是单糖，市场上出售的白糖、红糖、砂糖等为双糖，面条或米饭中的淀粉则为多糖。糖类物质在人体要被酶水解成为葡萄糖这种最小的单位才能被人体吸收利用，而分子量越大消化吸收会越慢，反之则越快。葡萄糖在小肠被吸收入血液后，可以运输到人的全身，通过氧化反应为机体活动提供能量，多余的糖还可以和脂肪、蛋白质等营养素相互转化。

摄入过多糖类食物可引起血糖迅速升高，刺激胰岛素分泌，促进肝脏合成三酰甘油，使血液甘油含量升高。脂肪肝患者在糖类食物的选择上可多吃谷薯类、蔬果等天然食物，要少食用各种甜点、甜饮料。有些含糖量较高的水果，也不宜大量食用。

4.主食"粗细搭配"，不要一味精米白面，可适当吃些粗粮，如荞麦、燕麦、薏米、红薯等

在烹饪时，可以把一些全谷物和杂豆放入白面和米饭中，不仅营养全面，还能改善口感。比如煮粥的时候加入一些小米、绿豆，煮八宝粥，或者在烙饼和面时放入一些玉米面，使用全麦面粉等等。

粗粮和细粮搭配吃，可提供更多的B族维生素、膳食纤维等营养成分。膳食纤维丰富，有助于促进肠道蠕动，顺利排便，还有降低血脂和胆固醇的作用。

5.多吃蔬菜，适量吃水果，减少高脂肪、高胆固醇的摄入

中医学认为，青色（绿色）属木，入肝，具有舒肝、强肝的功能，能消除疲劳、防范肝疾。绿色蔬菜中含有丰富的维生素和膳食纤维、果酸、叶绿素等，多吃蔬菜有益于肝脏健康，建议脂肪肝患者每天保证摄入蔬菜500g，每日摄入水果200～350g。

在食用水果时，除了注意选择含糖量较少的水果外，还要注意吃水果的时间。应多选择上午、下午食用，晚上和睡前要少吃或禁吃水果。

在油脂的选择上，宜多选择植物油，少吃动物类油脂，每日植物油的摄入量应为20～25g。

6.戒酒或限制饮酒

对于酒精引起的脂肪肝患者来说，戒酒是治疗酒精性肝病的最重要的

环节，轻度酒精性肝病和酒精性脂肪肝患者戒酒3个月后，肝酶血指标和肝脂肪变可基本恢复正常。如果不能戒酒，再多的方法都是"缘木求鱼"。大多数酒精性肝炎患者戒酒后，临床症状改善，但肝组织学损害通常需要1年，甚至更长时间，才能完全恢复，且有18%的中重度酒精性肝炎患者在戒酒5～10年后仍然发生了肝硬化。肝硬化患者戒酒，尽管不能让肝硬化逆转，但可以延缓并发症的发生，延长寿命。

长期酗酒者要分阶段逐步减量，一点点控制酒精摄入，使身体有个适应过程。此外，还可在医生的指导下，根据个人情况进行有针对性的治疗，同时配合神经调节类、激素类和改善循环类药物，切不可操之过急。如果一下子滴酒不沾，容易出现酒精戒断综合征，如酒精性震颤、戒酒性不安、烦躁、出汗、恶心、呕吐、谵妄、幻觉等，严重者可出现抽搐或癫痫样痉挛发作。

酒精不但对酒精性脂肪肝有害，也不利于非酒精性脂肪肝。非酒精性脂肪性肝病患者无论有无肝脏损害，都不能过量饮酒。平时有少量饮酒嗜好的非酒精性脂肪性肝病患者可无需戒酒，但有活动性肝炎、肝硬化和肝癌者一定要戒酒。

7.注意补充维生素和矿物质

正常的肝脏内会储存多种人体必需的维生素，当肝脏出问题的时候，储存能力随之降低，如果不注意补充，就会引起体内维生素的缺乏。为了保护肝细胞和防止毒素对肝细胞的损害，宜供给富含多种维生素，如B族维生素、维生素C、叶酸、胆碱、维生素PP等，以促进和维持正常代谢。在常见的食材中，富含B族维生素的食物有粗粮、干豆、蛋类、绿叶蔬菜等；富含维生素C的食物有新鲜蔬菜、水果等；富含钙质的食物有牛奶、豆制品、海产品等。

脂肪肝合并高血压的饮食指导

脂肪肝合并高血压患者饮食宜清淡，低盐、低脂、低糖；宜富含维生素、膳食纤维、钙、钾。

患者应该多食用富含钾、钙、维生素和微量元素的食物，如新鲜蔬菜、水果、土豆、蘑菇等；食用植物油以及富含膳食纤维的食物如燕麦、薯类、豆类等。此外，富含优质蛋白、低脂肪、低胆固醇的食物也是高血压患者的首选，比如无脂奶粉、鸡蛋清、鱼类、去皮禽肉、瘦肉、豆制品等。

对于高血压患者，世界卫生组织建议饮食方面要遵循以下几点。

1.促进健康的生活方式，重点是婴儿和青年人的营养要适当。

2.将盐的摄入量降至每日5g以下。

3.每天吃5份水果和蔬菜。

4.降低饱和脂肪和总脂肪摄入量。

5.最好不饮酒。患者必须要戒烟，并注意减少接触二手烟。

在合理膳食的同时，合理运动也必不可少。鼓励儿童和青年人进行身体活动（每天至少半小时）。保持正常体重，研究发现，每减轻5kg多余体重可使收缩压下降2～10mmHg。

面对工作和生活压力时，要以健康的方式处理，比如进行默想、适当的体育锻炼和积极的社交活动等。

高血压非药物治疗措施及效果

内容	措施	血压下降范围
减少钠盐摄入	日常生活中要少吃腌制、卤制、烧烤食品，烹饪时少放盐，用醋、代用盐等来代替食盐	2～8mmHg
体育运动	中等强度的运动每周进行3～5次，每次持续30分钟左右	4～9mmHg
合理膳食	少吃或不吃肥肉及动物内脏；食用油每天摄入不超过25g；每天摄入蔬菜400～500g，水果100g；适量摄入豆制品或鱼类，奶类每日250g	8～14mmHg
控制体重	BMI<24kg/m²，男性腰围<85cm，女性腰围<80cm	每减重10kg血压可下降5～20mmHg

脂肪肝合并糖尿病的饮食原则

2型糖尿病人群中脂肪肝的患病率高达46%，几乎每两个糖尿病患者就有一个出现了脂肪肝。糖尿病患者出现脂肪肝，在早期时往往无症状或症状轻微，其实2型糖尿病伴脂肪肝危害大，如果不及时治疗，可进一步发展为脂肪性肝炎、肝纤维化，肝硬化和死亡的风险都大大增加。

糖尿病饮食治疗的主要目的是在保证患者正常生活和儿童青少年正常发育的前提下，纠正已经发生的代谢紊乱，减轻胰腺 β 细胞负荷，从而延缓并减轻糖尿病并发症的发生和发展，提高患者的生活质量。

饮食治疗的原则是"总量控制，结构调整"，"总量"指的是人体吸收的总热量，"结构"是指提供人体热量的三大要素：碳水化合物、蛋白质、脂肪。

人体每时每刻都在消耗能量，这些能量是由所摄取食物的化学能转变而来的。食物中能产生能量的营养素是蛋白质、脂肪、碳水化合物，它们经过氧化产生能量，供给机体维持生命、生长发育、从事各种活动的需要。

机体摄入和消耗的能量通常用热量单位"卡（cal）"或"千卡（kcal）"表示。营养学上一般多采用"千卡（kcal）"。

供给热能的营养素在膳食中所占的比例，可因其特点、在机体中的作用、饮食习惯和各地食品的种类而不同。一般情况下，人们膳食中大约总热量的60%～70%来自碳水化合物，16%～25%来自脂肪，10%～14%来自蛋白质。每克碳水化合物在体内氧化时产生的热能为4kcal，脂肪每克为9kcal，蛋白质每克为4kcal。

成年人在休息状态下每日每千克理想体重给予热量为15～20kcal，轻体力或者脑力劳动者为30kcal，中度体力劳动者需要36kcal，重度体力劳动者需要40kcal。也就是说如果一个成年人的体重在60kg左右，那么需要的热量为

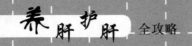
900～1200kcal。

脂肪肝合并糖尿病患者的膳食应作合理分配，在确定饮食总热量和碳水化合物、蛋白质、脂肪的组成后，将热量换算成食物重量，再将其折合成食物后制订食谱，并根据生活习惯、病情和配合药物的需要进行安排。可按照每日三餐分配为1/5-2/5-2/5或1/3-1/3-1/3，对每日五餐者，可以按等同的数量进行安排。对餐后血糖明显升高或较为虚弱的患者，可以少食多餐，以减轻胰腺的负担，但一般仍以三餐为主，再从三餐中分出25～50g主食，在白天三餐之间或者晚间睡前进食。

脂肪肝合并痛风的饮食原则

痛风是一种嘌呤代谢紊乱所导致的疾病，要想改善痛风症状，合理控制嘌呤的摄入是关键。人们常说"病从口入"，痛风就属于此类疾病的典型，只要膳食结构合理就能减少嘌呤的摄入，进而减少尿酸的来源和促进尿酸的排泄，控制血尿酸水平升高，最终缓解痛风疾病的发作。

◇ 保持合理体重，控制身体总热量的摄入

痛风的发病与不加节制的大鱼大肉、暴饮暴食等不良生活习惯关联度很大，痛风常并发肥胖、糖尿病、高血压及高脂血症。因此，对痛风及高尿酸血症患者而言，一定要控制饮食的总热量。

俗话说"一口吃不成个胖子"，同样，减轻体重时也要循序渐进，切忌盲目冒进，如果体重短时间下降很快，容易导致身体产生大量酮体，后者与尿酸竞争性排泄，反而会让体内的血尿酸浓度升高。

痛风患者最好能使自己的体重低于理想体重的10%～15%。要做到后者，需要持之以恒，控制每日进食的总热量，饮食总量要比正常饮食低10%左右，不可过多吃零食，也不要每顿饭都吃得太多、太饱。要严格控制油脂和添加糖的摄入，适量控制精白米面和肉类，保证蔬菜水果和牛奶的摄入。

◇ 急性痛风发作期间要限制高嘌呤食物

急性痛风期患者饮食要清淡，宜选择低脂、低嘌呤饮食，每日食盐摄入限制在2～5g。急性痛风让人难以忍受，这期间一定要选用不含嘌呤或含嘌呤很少的食物，防止摄入过多外源性嘌呤，增加体内尿酸的生成，进而加重病情。嘌呤含量少的食物有牛奶、鸡蛋、饼干、卷心菜、芹菜、黄瓜、萝卜、

土豆、茄子、山芋、南瓜等。

在减少高嘌呤食物摄入的同时，还要注意饮食控制不可过度，以免导致营养失衡加重痛风，患者可以多食用蔬菜和水果等食物，这样能够增加尿酸在尿中的可溶性，促进尿酸的排泄。

痛风患者要禁食鱼汤、肉汤。鱼汤、肉汤嘌呤含量较高，易造成高尿酸血症，引起痛风的发作。

◇ 适当降低蛋白质摄入量

肝脏内有多种不同功能的酶，蛋白质缺乏时，构成这些酶的蛋白来源不足，从而不能完成本来的功能，使肝病更趋恶化。如果给予足量的蛋白质，肝脏对损害的抵抗力就会增强。

健康的成人，每天每千克体重约需要1g左右的蛋白质；在急性肝炎恢复期、慢性肝炎以及肝硬化代偿期等，多数学者认为给予1.5～2.9g为宜。当然，蛋白质也不是越多越好。大量进食，因为消化酶分泌不足，可引起腹胀和消化不良。另外，高蛋白饮食能促使肝血流量增大，同时引起门静脉压升高。

但是，对于痛风患者来说，过多食用蛋白质后会加速痛风患者体内尿酸的形成，所以患有肝病合并痛风的患者来说，要适当限制蛋白质的摄入量，正常情况下每天应保持在50～70g。鸡蛋蛋白和牛奶中不含核蛋白，不会引起尿酸升高，可以作为主要的蛋白类食物。酸奶中含乳酸较多，乳酸会造成尿酸排泄减少，对痛风患者不利，所以尽量少食用。要适当限制鱼类、豆类食物的摄入量。比如，每日1杯牛奶加2个鸡蛋或猪瘦肉100g，即可满足机体对蛋白质的需要，不可过多。

◇ 多吃水果、蔬菜

这类食物富含维生素C以及B族维生素，可以改善组织的营养代谢，调理嘌呤代谢。此外，水果蔬菜还有助于尿液的碱化，利于体内尿酸的清除。比如，素有"小人参"之称的胡萝卜含有多种微量元素、膳食纤维，有助于体内代谢产物排出。此外，长期食用萝卜可以降低血脂，软化血管，预防冠心病、动脉粥样硬化等。番茄主要成分是番茄红素，具有很强的抗氧化作用，可以清除氧自由基、抗衰老、降低心血管风险等。

维生素C含量高的食物（以100g可食部分计）

食物	维生素C含量/mg	食物	维生素C含量/mg
刺梨	2585	酸枣	900
鲜枣	243	白萝卜缨	77
芥蓝	76	芥菜（大叶）	72
番石榴	68	豌豆苗	67
猕猴桃	62	辣椒（青、尖）	62
苦瓜	58	桃	51
芥菜（小叶）	51	西蓝花	51
香菜	48	草莓	47

◇ 多喝水

充足的水分有助于体内组织中尿酸盐的溶解，防止尿酸结晶在组织中沉淀。所以，痛风患者一定要多饮水，一般以饮用温水为宜，忌喝浓茶、浓咖啡、可乐等。

正常情况下，患者要坚持每日水分的摄入量在2500～3000mL，有助于尿酸随尿液而排出，须保证排尿量达每天2000mL以上，防止尿酸结晶沉积在各个组织中形成结石。平时要经常主动饮水，不应等口渴了再临时暴饮。饮水时间一般提倡在睡前饮水，不适宜在饭前短时间内和饭后立即暴饮大量的水。

◇ 坚决不能酗酒

有人主张少量饮酒对健康有益。但是，酒精影响尿酸的代谢，所以，痛风患者禁止饮酒。

酒精对痛风的影响有时候比膳食更重要，乙醇代谢使血乳酸浓度增高，乳酸可抑制肾脏对尿酸的排泄作用。痛风发病与酒的种类密切相关：饮用啤酒和烈性酒与痛风发病风险有很强的相关性；而饮用葡萄酒则对痛风的发病风险影响小。特别是啤酒在发酵过程中能产生较多的嘌呤，因此痛风患者应严格戒掉啤酒。同时还应禁止吸烟。

B族维生素丰富的食物（以100g可食部分计）

食物	维生素B$_1$含量/mg	食物	维生素B$_2$含量/mg
葵花子仁	1.89	大红菇（干）	6.90
花生仁（生）	0.72	桂圆肉	1.03
芝麻籽（黑）	0.66	紫菜（干）	1.02
莜麦面	0.39	奶酪	0.91
黄豆	0.41	小麦胚芽	0.79
猪肉（后肘）	0.37	苜蓿	0.73
玉米面	0.34	南瓜粉	0.70
小米	0.33	豆腐丝	0.62

◇ 少吃盐，减少刺激性调味品摄入

有发生腹水或腹水潴留的可能性时，需要限制食盐的摄入量。但过分限制又会导致饮食缺少滋味，这对于食欲不振的患者来说，更会减少饭量，难以保证足够的营养摄入，一般每天食用量限制在2~5g即可。

对于伴有痛风的肝病患者来说，食盐中钠盐有促使尿酸沉淀的作用，加之痛风多合并有高血压病、冠心病及肾病变等，所以痛风患者应限制每日钠盐摄入。如果伴有高血压病、冠心病及肾脏病变时，每天钠盐的摄入量要限制在2~5g。高血压患者如果每日摄取的食盐量减少5g，能够使舒张压平均下降4mmHg。同时要增加钾的摄入，因为高钾饮食能降低血压，可多吃些含钾量较高的蔬菜、水果。

除了钠盐外，在炒菜的时候使用的一些调味品或香料不利于痛风患者，比如常见的辣椒、生姜、咖喱、胡椒、芥末等调味品均能兴奋人体的自主神经，诱使痛风急性发作，故也需要避免或者减少使用量。

◇ 增加膳食纤维的摄入

因为血清尿酸的1/3由大便排出，所以食用富含膳食纤维食品保持大便通畅非常重要。

脂肪肝治疗中需要注意什么

脂肪肝的发病原因和发病机制比较复杂，所以到目前为止医学界还未找到彻底治疗脂肪肝的特效药。现有的药物在脂肪肝的治疗中起到的是辅助作用，因此得了脂肪肝，切勿将全部希望都寄托在药物上，而忽视了其他疗法。对脂肪肝患者尤其是并发肝功能损害的脂肪性肝炎患者，可选择适当的保肝、降酶、去脂药物，促进肝内脂肪和炎症消失，防止肝细胞死亡和纤维化。即使没有症状，肝功正常，也需要治疗，但不一定服用药物，饮食、运动和消除不良嗜好也可奏效。在治疗的过程中，脂肪肝患者要注意以下几个问题。

1.自我验效及监测，患者自己或在医护人员的指导下建立适合自己的饮食、运动、睡眠、体重及与生活质量相关的观察指标，例如做简单的图表化记录，以供评估。

2.做好原发疾病和肝病相关临床症状和体征的评估，需警惕体重下降过快（每月体重下降大于5kg）导致亚急性非酒精性脂肪性肝炎和肝功能衰竭的可能。

3.在治疗的过程中除了关注肝脏外，还要关注整个身体的代谢状态，如肥胖、血糖、血压等，尽可能维持正常的体重、血脂和血糖，不要"按下葫芦浮起瓢"。

4.脂肪肝的治疗时间较长，在治疗的过程中要定期去医院复诊，进行肝脏酶学和肝功能储备的评估。

5.定期进行影像学评估肝脏脂肪浸润的程度及分布类型，以确定脂肪肝的轻重程度以及治疗效果。

运动疗法，
让单纯性脂肪肝去无踪

肝活检证实的单纯性脂肪肝患者仅需通过饮食指导及体育锻炼来减轻肝脏脂肪沉积，非酒精性脂肪性肝炎特别是合并显著肝纤维化患者则需应用保肝药物治疗。

脂肪肝患者的运动方式要以低强度、长时间的有氧运动为主，这种运动形式对患者降脂减肥、促进肝内脂肪消退的效果较好，如慢跑、中快速步行、骑自行车、上下楼梯、爬坡、打羽毛球等。运动能够促进交感神经兴奋，血浆胰岛素减少，而儿茶酚胺、生长激素分泌增加，抑制三酰甘油合成，促进脂肪分解。

运动是脂肪肝康复的重要方法，但脂肪肝患者的运动治疗需要在专科医师指导下制订个性化"处方"。绝对不是运动量越大越好、越累越好。相反脂肪肝患者充足的休息和运动同样重要，尤其是重度脂肪肝患者更应正视休息的作用。休息时人体削减了体力耗损，不仅能减轻肝脏的负担，还可以增加肝脏的血流量，使肝脏获得更多的血液、氧气及营养，促进肝细胞的康复。

实践证实，人体在运动时，经由肝脏的血液比卧床时减少20%～50%，肝病患者如果饭后运动过多，血液流向四肢，进入肝脏的血液就会相对减少，不利于肝脏细胞的修复。

戒酒是预防酒精性脂肪肝的"良策"

　　酒精进入人体后，在肝脏内经过一系列的生化过程，最终转化为三酰甘油。长期大量饮酒必然会有大量三酰甘油堆积在肝脏中，逐渐形成脂肪肝。饮酒者喝下酒精度50度左右的白酒25mL，就需要肝脏忙碌2小时来进行解毒处理。对肝炎患者来说，由于肝的实质性损害而引起肝脏解毒功能的降低，常使酒精代谢所需要的各种酶活性和分泌量降低。酒精对于肝炎患者来说，无异于一剂毒药，有百害而无一利。严禁饮酒对肝炎患者来说是一种最基本的自我保养措施。因此，戒酒是治疗酒精性肝病最有效的措施，通常戒酒4～6周后，临床症状可好转，各检查指标可恢复正常。

　　不过，对于酗酒者来说，戒酒之路并不平坦，酒精戒断综合征就是非常凶猛的"拦路虎"之一。长期酗酒者一般在停止饮酒24小时后会出现一系列症状，即酒精戒断综合征，主要包括震颤、谵妄、抽搐、意识混乱、精神运动和自主神经过度兴奋等，这些症状一般在停止饮酒后72～96小时内表现得最为严重。为了避免患上酒精戒断综合征，长期酗酒者要采取循序渐进的方法戒酒，逐渐减少酒精的摄入，直至最后戒除。酒精性肝病患者多合并营养不良，在戒酒的基础上应提供营养支持，给予高蛋白、低脂饮食，并注意补充多种维生素及叶酸等。

　　一般来说，戒酒可分为三个阶段，包括完全躯体脱瘾治疗阶段、心理脱瘾适应阶段以及心理脱瘾强化阶段。

　　第一阶段是完全躯体脱瘾治疗阶段。对于长期酗酒者来说，脱瘾治疗应由专科医生来实行，采用药物进行几周替代递减式无痛苦治疗，之后，还需进行一个时期的行为康复治疗。

　　第二阶段是心理脱瘾适应阶段。逐渐让戒酒者认识酒的危害，消除原先的烦躁、焦虑、抑郁、注意力不集中等精神性反应。20天之后，当生物

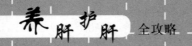

钟紊乱、神经衰弱等症状消失时，部分患者会出现主动戒酒欲望。

第三阶段是心理脱瘾强化阶段。由于经过了上述两个阶段，酗酒者在身体上、心理上都已经有了很大程度的改善，部分患者精神状态趋于正常，言行举止、内心活动等也趋于正常。此时，患者由于心理承受能力的逐渐增强，思考问题逐渐增多，但解决问题仍然偏执，会导致瞬间的情绪异常，而出现复饮行为，这时是戒酒过程中最为重要的阶段。如果有条件的话，戒酒者尽可能不要自己在家戒酒。在家戒酒，难以达到脱酒的程度。另外，在家戒酒易出现危险。因为长期大量饮酒，停酒后会产生戒断症状，重症者如果抢救不及时会导致死亡。

药物治疗方面，美他多辛可加速酒精从血清中清除，对肝脏起较大的保护作用；益生菌可调节肠道微生物环境，减少内毒素吸收，减轻肝脏炎症；糖皮质激素可改善重症酒精性肝炎；S-腺苷甲硫氨酸可改善酒精性肝病患者的临床症状和生化学指标；甘草酸制剂，水飞蓟素类、多烯磷脂酰胆碱及还原型谷胱甘肽等保肝药物均可不同程度改善症状及生化学指标；出现肝纤维化患者可应用抗纤维化药物，如扶正化瘀胶囊、安络化纤丸、心肝宝胶囊等。酒精性肝硬化患者出现并发症，如肝性脑病、上消化道出血、自发性腹膜炎等，应相应积极处理。

对药物治疗无反应的严重酒精性肝硬化或肝功能衰竭患者，可考虑肝移植，要求患者肝移植前戒酒3～6个月，并且无其他脏器的严重酒精性损害。

要注意定期复查，
明明白白掌握病情进展

在当下，脂肪肝虽然是一种常见病、多发病，但患者千万不要因为暂时没有身体不适就对其"放任不理"。脂肪肝如果不能得到及时控制，它会加重肝脏的损伤程度，而肝脏损伤越严重，脂肪代谢功能越低，会使得脂肪肝变得更加严重，陷入了恶性循环的境地。因此，一旦患有脂肪肝，除了积极治疗和调理外，还要定期去医院复查，了解病情的进展。

◇ 非酒精性脂肪性肝病随访指标

每1～3个月测量体重、腰围、臀围、血压；每3～6个月检测全血细胞计数（血常规）、超敏-C反应蛋白、肝功能、血脂、血糖和血尿酸；每半年至一年，检查上腹部B超，有条件者，可同时做肝脏瞬时弹性检测，定量检测肝纤维化和肝脂肪变程度。经常规检查和诊断性治疗仍未能明确脂肪肝或肝酶异常的原因，以及疑似存在脂肪性肝炎，特别是进展性肝纤维化的患者，可考虑进行肝穿活检病理学检查。

空腹血糖（FPG）≥5.6mmol/L且无糖尿病史者，应做糖耐量试验并做空腹血胰岛素和糖化血红蛋白检测，判断有无胰岛素抵抗、糖耐量异常和糖尿病，并有助于代谢综合征的判断。

另外，非酒精性脂肪性肝炎特别是合并显著肝纤维化的患者还需定期筛查结直肠癌等恶性肿瘤，判断有无代谢综合征和糖尿病相关的心、脑、肾、眼病变等并发症。比如，肾功能、尿常规、尿微量白蛋白等检查有助于早期发现肾脏损害；颈动脉超声有助于了解颈动脉内中膜厚度和斑块；常规或动态心电图，甚至运动平板试验和冠脉CT等，可评估

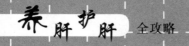

有无心血管病；疑似肝硬化的患者，需定期筛查食管胃底静脉曲张、腹水和肝细胞癌。

已存在肝功能损害或显著代谢紊乱者，需在医生指导下，动态监测相关指标的变化，及时评估病情、治疗效果及安全性，并调整治疗方案，以便最大限度获益。

◇ 酒精性肝病随访指标

轻度酒精性肝病患者需检查肝功能和上腹部B超。若肝功能和肝脏超声检查结果基本正常，提示患者确实已经戒酒，且原先的肝损害与酒精滥用有关，可以不再随访；反之，则需考虑患者并未真正戒酒，或其肝酶学指标异常和脂肪肝还有其他因素参与，应接受进一步检查。

中度酒精性肝病患者，无论是否完全戒酒，都应每3～6个月进行肝功能检查、肝脏B超和肝脏瞬时弹性检测，以便指导临床用药。已经戒酒2年以上，且相关检测无阳性发现者，可以不再随访。

重度酒精性肝病患者，无论是否戒酒，肝功能代偿期患者每6个月（失代偿期患者每3个月）检查肝功能、甲胎蛋白、肝脏B超，以及做肝脏瞬时弹性检测，并通过胃镜筛查食管胃底静脉曲张，从而指导临床用药。已经戒酒2年以上、肝功能正常，且肝脏瞬时弹性检测提示肝脏硬度不断降低者，可通过每年检查一次肝脏超声和甲胎蛋白来筛查肝癌。

参考文献

WS 213—2018，丙型病毒性肝炎诊断标准［S］．

WS 299—2008，乙型病毒性肝炎诊断标准［S］．

国家卫健委．病毒性肝炎防治知识要点（2018）．

范建高，庄辉．中国脂肪肝防治指南［M］．上海：上海科学技术出版社，2015．

中国营养学会．中国居民膳食指南（2016）［M］．北京：人民卫生出版社，2016．

李学奇．诊断学［M］．北京：人民卫生出版社，2007．

中华医学会感染病学分会肝脏炎症及其防治专家共识专家委员会．肝脏炎症及其防治专家共识［J］．中国肝脏病杂志，2014，22（2）:94-103．

中华医学会肝病学分会中华医学会消化病学分会．中国肝性脑病诊治共识意见2013[J]．中国医学前沿杂志，2014，6（2）：81-91．

中华医学会肝病学分会脂肪肝和酒精性肝病学组．酒精性肝病诊疗指南[J]．中国肝脏病杂志，2010，18（3）：167-170．

中华医学会肝病学分会脂肪肝和酒精性肝病学组，中国医师协会脂肪性肝病专家委员会．非酒精性脂肪性肝病防治指南（2018更新版）[J]．现代医药卫生，2018，34（5）:641-647．

中华医学会肝病学分会，中华医学会感染病学分会．慢性乙型肝炎防治指南（2015）[J]．中国肝脏病杂志，2015，7（3）:1-17．

中华医学会肝病学分会，中华医学会感染病学分会．慢性乙型肝炎防治指南（2015更新版）[J]．中华传染病杂志，2015，33（11）:641-662．

中华预防医学会，中国疾病预防控制中心免疫规划中心．中国成人乙型肝炎免疫预防技术指南[J]．中华流行病学杂志，2011，32（12）:1199-1203．